CARDIO

L'infirmière en cardiologie

Alain Juillard

CARDIO

L'infirmière en cardiologie

Éditions Lamarre
26, avenue de l'Europe
78140 VÉLIZY

3e édition revue et corrigée en 1997

ISBN 2-85030-319-4

GUIDE D'UTILISATION

Ce livre fait le point sur la spécialité étudiée dans sa totalité. Il vous permet d'acquérir des connaissances avec méthode et efficacité grâce à :

- un contenu exhaustif sur le sujet ;
- trois types d'encadrés pour vous aider à gagner du temps :

– des encadrés « Pour comprendre » qui rappellent les bases des connaissances sur le thème étudié,

– des encadrés « À savoir » qui dégagent les notions essentielles,

– des encadrés « Rôle de l'infirmière » qui définissent la pratique infirmière.

Ces encadrés sont immédiatement repérables lorsque vous feuilletez le livre.

- Une liste de figures placée judicieusement pour éclaircir les points difficiles ;
- Un index des mots clefs.

Outil de référence, il associe les connaissances théoriques aux objectifs de soins.

Martine Schachtel

Directrice de la collection « Objectif Soins »

LA COLLECTION « OBJECTIF SOINS »
EST DIRIGÉE PAR MARTINE SCHACHTEL

Ouvrages parus

CHIR. L'infirmière en chirurgie digestive (2e édition).
A. Karaa, 1995, 288 p. ISBN 2-85030-251-1.

DIABÉTO. L'infirmière en diabétologie.
B. Maunand, 1993, 224 p. ISBN 2-85030-160-4.

ENDOCRINO. L'infirmière en endocrinologie (2e édition).
B. Maunand, 1993, 352 p. ISBN 2-85030-272.

HÉPATO-GASTRO. L'infirmière en hépato-gastro-entérologie (3e édition).
D. Labayle, 1996, 304 p. ISBN 2-85030-267-7.

HOMÉO. L'infirmière et l'homéopathie.
B. Chemouny, 1993, 400 p. ISBN 2-85030-162-0.

NÉPHRO-URO-DIALYSE. L'infirmière en néphrologie, urologie et dialyse.
O. Kourilsky, 1995, 472 p. ISBN 2-85030-321-6.

ORTHO. L'infirmière en orthopédie et traumatologie.
R. Borgi, 1995, 320 p. ISBN 2-85030-142-6.

PNEUMO. L'infirmière en pneumologie (2e édition).
O. Salomon, 1995, 264 p. ISBN 2-85030-255-4.

PSYCHO. Les soignants face à la psychologie des malades (2e édition).
L. Chneiweis, 1995, 296 p. ISBN 2-85030-246-5.

SOMMAIRE

Introduction

La cardiologie, peut-être plus encore que toute autre spécialité médicale, progresse à une vitesse foudroyante.

Sans cesse, de nouvelles connaissances scientifiques, de nouvelles méthodes d'exploration, de nouvelles techniques interventionnelles, de nouveaux médicaments viennent bouleverser notre approche des maladies cardiovasculaires.

Face à ces progrès enthousiasmants, la pratique cardiologique est en évolution permanente. Or l'infirmière ne peut pas être un simple exécutant. Elle a un rôle essentiel à jouer de contribution au diagnostic et au traitement. Elle doit pouvoir expliquer au patient et à son entourage le pourquoi et le comment des examens ou du traitement envisagés.

Pour prendre toute sa place au sein de l'équipe soignante, il faut donc que l'infirmière connaisse et comprenne les problèmes médicaux de son malade.

Ce livre a pour but de l'aider dans cette démarche, qu'il s'agisse d'acquérir ou de perfectionner les notions de cardiologie qui lui sont utiles dans sa pratique quotidienne, de vérifier rapidement un détail dont elle a besoin dans son travail, ou encore de préparer le diplôme d'État.

CHAPITRE 1

Rappel sur l'appareil cardiovasculaire normal

ANATOMIE DU CŒUR

Configuration externe

Le cœur a la forme d'une pyramide à base triangulaire dont l'axe est oblique en bas, en avant et à gauche. Il comporte en arrière le massif auriculaire (où un sillon marque extérieurement la séparation entre l'oreillette gauche et l'oreillette droite) et en avant le massif ventriculaire dont il est séparé par le sillon auriculoventriculaire. Les veines caves - supérieure en haut et inférieure en bas - s'abouchent dans l'oreillette droite. Les quatre veines pulmonaires confluent dans l'oreillette gauche à sa face postérieure *(voir figure 1)*.

Le massif ventriculaire a trois faces :

- une face inférieure qui regarde en bas et en arrière ;
- une face antérieure qui regarde en bas en avant et à gauche, d'où émergent les grosses artères (aorte et artère pulmonaire) *(voir figure 2) ;*
- une face latérale qui regarde en arrière et à gauche.

Un sillon parallèle à l'axe du cœur, légèrement à droite de la pointe, marque extérieurement la séparation entre les deux ventricules. Il prend le nom de sillon interventriculaire antérieur à la face antérieure du cœur et de sillon interventriculaire postérieur à sa face inférieure.

Péricarde

Le cœur est dans un sac, le péricarde, qui comporte d'une part une enveloppe fibreuse, organe de fixation du cœur qui l'amarre au thorax (péricarde fibreux), et d'autre part une enveloppe séreuse, organe de glissement (péricarde séreux).

Le péricarde séreux comporte deux feuillets : le péricarde pariétal appliqué à la face profonde du péricarde fibreux et le péricarde viscéral contre le myocarde. Ces deux feuillets sont en continuité l'un avec l'autre et limitent la ca-

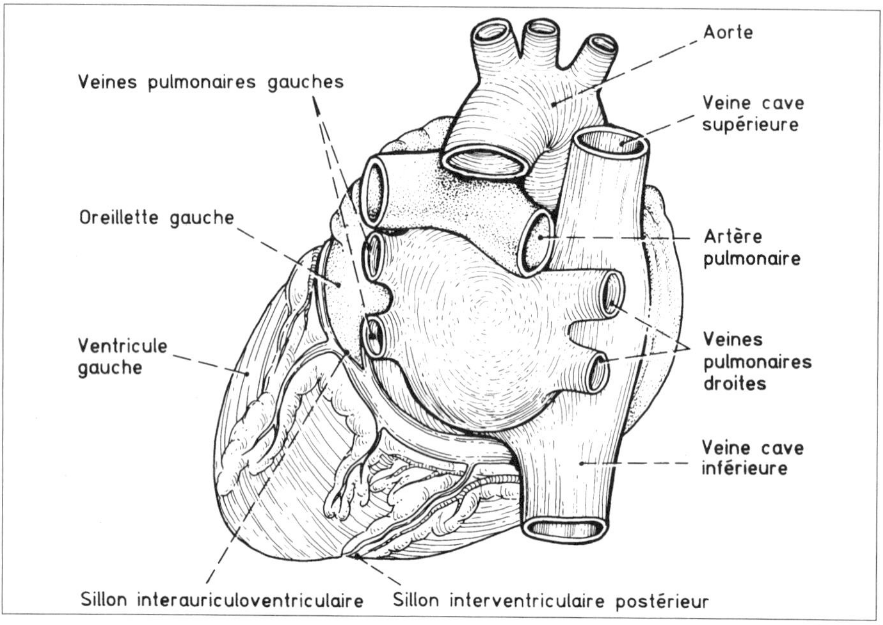

Figure 1 - Vue postérieure du cœur

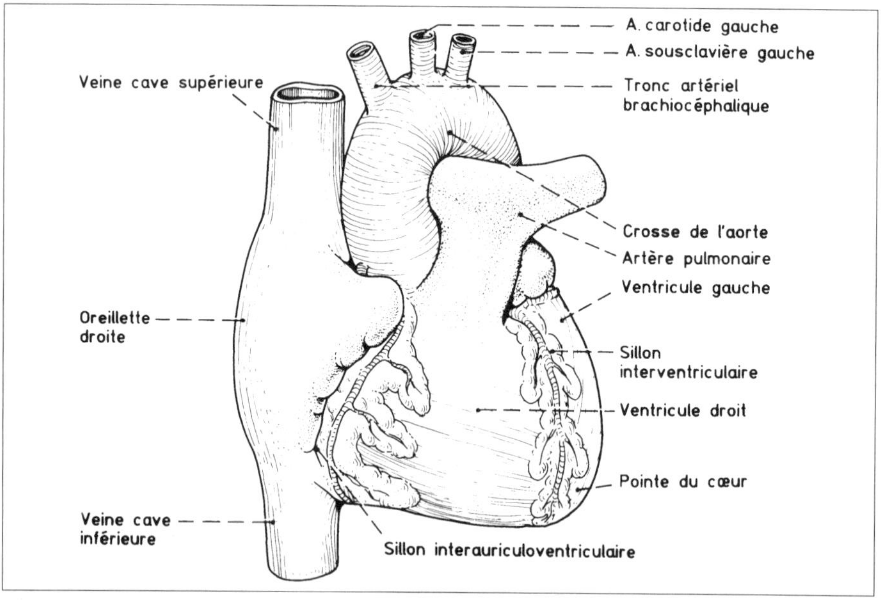

Figure 2 - Vue antérieure du cœur

vité péricardique qui contient un mince film liquidien pour faciliter le glissement du cœur dans son enveloppe.

Configuration interne

Le cœur est divisé en quatre cavités : les ventricules en bas et en avant, les oreillettes en haut et en arrière *(voir figure 3).*

Les oreillettes sont séparées par une cloison, le septum interauriculaire.

Les ventricules sont séparés par une cloison, le septum interventriculaire. La partie antérieure du septum interventriculaire est épaisse et musculaire ; sa partie postérieure et haute est plus fine et membraneuse ; sur une courte portion cette cloison sépare le ventricule gauche de l'oreillette droite (car l'insertion de la valve tricuspide est un peu plus antérieure que celle de la valve mitrale).

L'oreillette droite reçoit les veines caves et communique avec le ventricule droit par l'orifice tricuspide.

L'orifice tricuspide est occupé par la valve tricuspide dont les trois feuillets sont arrimés par des cordages tendineux à la pointe du ventricule droit et dont le rôle est d'empêcher le sang de refluer dans l'oreillette droite pendant la contraction ventriculaire.

Le ventricule droit communique avec l'artère pulmonaire par l'orifice pulmonaire. Cet orifice est pourvu d'une valve pulmonaire (comportant 3 valvules sigmoïdes) qui empêche le sang de refluer de l'artère pulmonaire dans le ventricule droit pendant la diastole *(voir figure 4).*

L'oreillette gauche reçoit les veines pulmonaires et communique avec le ventricule gauche par l'orifice mitral.

L'orifice mitral est occupé par la valve mitrale dont les deux feuillets sont amarrés à la paroi ventriculaire (notamment au niveau de deux piliers musculaires faisant saillie dans la cavité ventriculaire gauche) par des cordages tendineux et dont le rôle est d'empêcher le sang de refluer dans l'oreillette gauche pendant la contraction ventriculaire.

Le ventricule gauche communique avec l'aorte par l'orifice aortique qui est occupé par la valve aortique, comportant 3 valvules sigmoïdes. La valve aortique

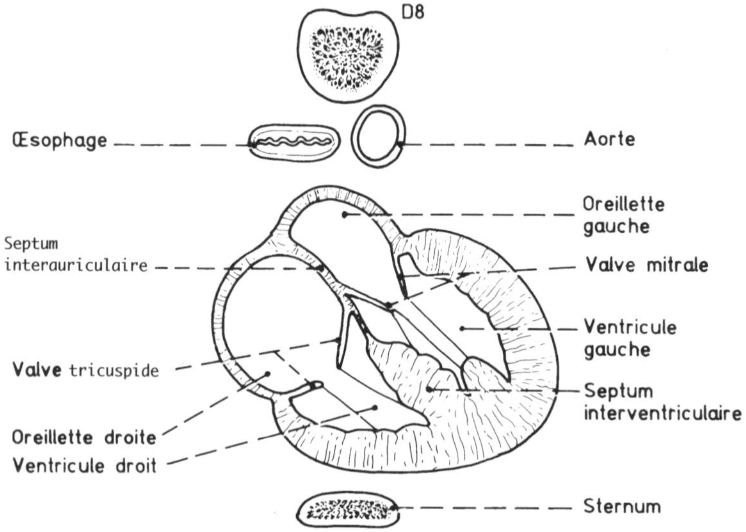

Figure 3 - Coupe horizontale du thorax passant par la huitième vertèbre dorsale

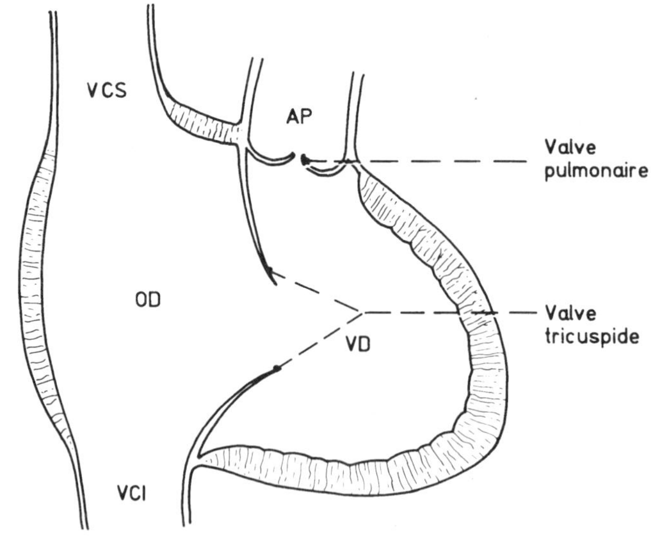

Figure 4 - Cavités droites du cœur vues de face

a pour rôle d'empêcher le sang de refluer de l'aorte dans le ventricule gauche pendant la diastole.

Histologie

Le cœur est formé de trois tuniques :
- extérieurement le péricarde séreux *(cf. supra)* ;
- intérieurement l'endocarde qui est une mince membrane endothéliale en continuité avec l'endothélium vasculaire ;
- entre eux, le myocarde, fait de fibres musculaires striées enchevêtrées en un réseau syncitial. Le myocarde en se contractant et en se relâchant en masse rythmiquement donne au cœur son rôle de pompe.

Rapports

Le cœur est situé dans le thorax, dans la partie antérieure et inférieure du médiastin (le médiastin est la région comprise entre les deux poumons), juste en arrière de la paroi thoracique antérieure (plastron sternal), et repose sur le diaphragme.

Il répond en arrière à l'œsophage et à l'aorte descendante, en haut aux gros vaisseaux de la base du cœur (crosse de l'aorte, artère pulmonaire et ses branches, veine cave supérieure et ses branches) et à la bifurcation trachéale.

Vascularisation

Le cœur est irrigué par les artères coronaires *(voir figure 5)*. L'artère coronaire droite naît à la face antérodroite de l'aorte initiale et gagne le sillon interauriculoventriculaire droit qu'elle parcourt jusqu'au sillon interventriculaire postérieur où elle donne l'artère interventriculaire postérieure puis une ou plusieurs artères rétroventriculaires pour la face inférieure du ventricule gauche. L'artère coronaire gauche naît à la face antérogauche de l'aorte initiale par un tronc commun qui bifurque en une artère interventriculaire antérieure (IVA) qui gagne le sillon interventriculaire antérieur et une artère circonflexe (CX) qui gagne le sillon interauriculoventriculaire gauche.

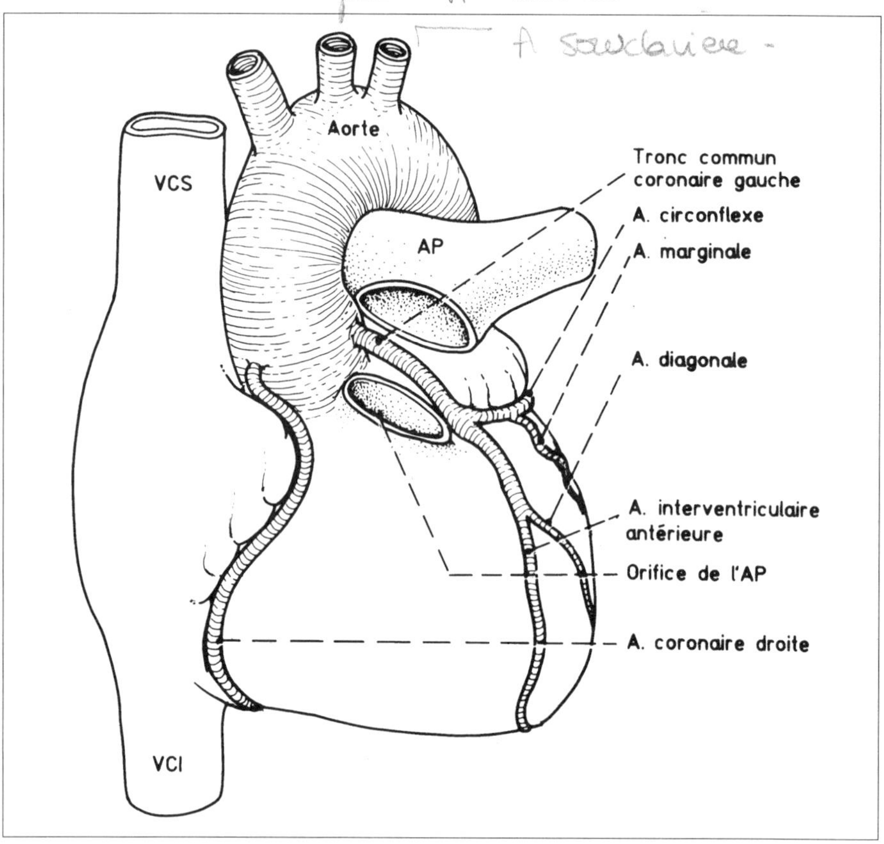

Figure 5 - Vue antérieure du cœur : le réseau des artères coronaires

L'artère CX donne une ou plusieurs branches marginales (encore appelées latérales) à la face latérale du ventricule gauche et parfois une ou plusieurs branches rétroventriculaires (à sa face postérieure). L'artère IVA donne une ou plusieurs branches pour la face antérieure du ventricule gauche (artères diagonales) et des branches qui plongent dans le septum interventriculaire (artères septales). On observe parfois une troisième branche de division du tronc commun de la coronaire gauche, entre IVA et CX, que l'on dénomme artère intermédiaire (ou encore bissectrice, ou marginodiagonale).

Les veines se drainent essentiellement dans l'oreillette droite par le sinus coronaire.

ÉLÉMENTS DE PHYSIOLOGIE

Schéma général de la circulation *(voir figure 6)*

Le sang désaturé en oxygène provenant de tout l'organisme parvient à l'oreillette droite par les veines caves inférieure et supérieure. Il gagne ensuite le ventricule droit puis l'artère pulmonaire et ses branches et atteint les capillaires pulmonaires.

C'est dans les capillaires pulmonaires que se font les échanges gazeux avec les alvéoles pulmonaires : le sang est débarrassé de son excès de CO_2 et enrichi en oxygène. Le sang oxygéné est drainé par les veines pulmonaires dans l'oreillette gauche puis gagne le ventricule gauche. Le ventricule gauche éjecte le sang dans l'aorte et de là dans tout l'organisme jusqu'aux capillaires systémiques. Au niveau des capillaires systémiques le sang cède de l'oxygène aux tissus et capte du CO_2. Le sang désaturé est ramené par les veines (dont certaines sont munies de valvules antireflux) au cœur droit.

Le débit cardiaque est normalement d'environ 6 litres/minute chez l'adulte.

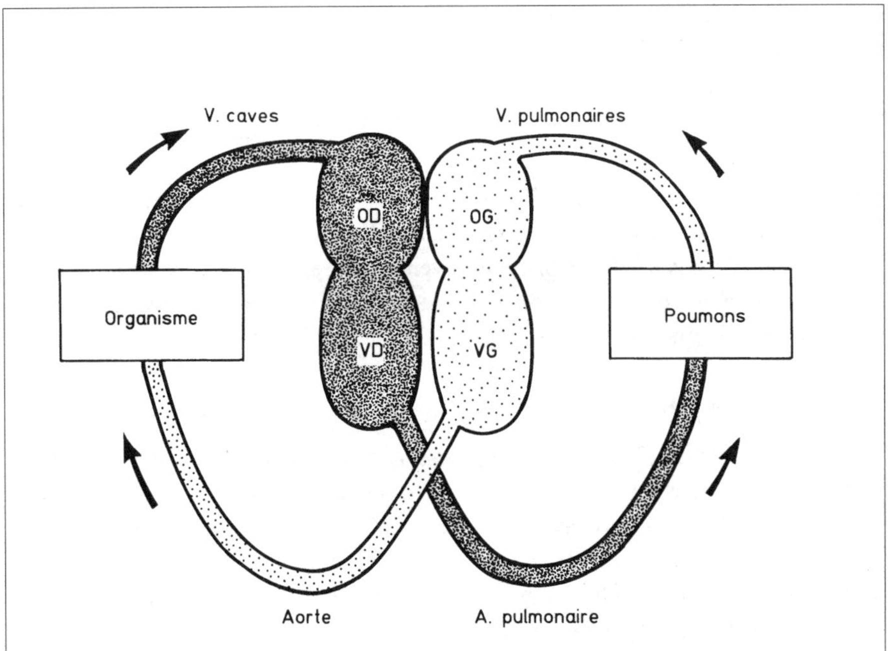

Figure 6 - Schéma général de la circulation

La pression artérielle, couramment mesurée au brassard, est égale au produit du débit cardiaque par les résistances artérielles périphériques. Les variations de la pression artérielle peuvent être dues à un changement du débit cardiaque, des résistances artérielles ou des deux. Une vasoconstriction augmente les résistances artérielles alors qu'une vasodilatation les abaisse.

L'activité électrique du cœur

Même isolé le cœur continue à se contracter rythmiquement. On dit que le cœur est doué d'automatisme. Cet automatisme est dû à un groupe de cellules de commande (ou pacemaker) qui déclenchent rythmiquement une dépolarisation électrique des cellules myocardiques. C'est cette dépolarisation qui déclenche la contraction des fibres cardiaques. Un certain trajet de l'influx est nécessaire pour synchroniser une contraction harmonieuse. Le déclenchement de cette dépolarisation et sa conduction de proche en proche sont dévolus à des cellules myocardiques spécialisées : le tissu nodal.

Le tissu nodal

Le tissu nodal comprend *(voir figure 7)* :

- le nœud sinusal (ou nœud de Keith et Flack), situé dans la partie haute de l'oreillette droite ;
- le nœud auriculoventriculaire (ou noyau d'Aschoff Tawara) dans la partie basse du septum interauriculaire, qui se prolonge par le faisceau de His ;
- le faisceau de His dans la cloison interventriculaire, qui se divise en deux branches : la branche droite et la branche gauche (qui se divise elle-même en deux hémibranches, l'une antérieure, l'autre postérieure) du faisceau de His, qui aboutissent dans le réseau de Purkinje ;
- le réseau de Purkinje situé à la face endocardique des parois ventriculaires.

C'est dans le nœud sinusal que prend naissance rythmiquement la dépolarisation. L'activation se transmet ensuite de proche en proche aux oreillettes, ce qui correspond à l'onde P de l'électrocardiogramme. L'influx atteint le nœud auriculoventriculaire où il est très ralenti, ce qui permet un certain délai entre l'activation auriculaire et l'activation ventriculaire. Puis la dépolarisation emprunte le faisceau de His et ses branches pour atteindre le réseau de Purkinje et la totalité des fibres ventriculaires.

L'automatisme cardiaque n'est pas contrôlable par la volonté mais dépend du système nerveux végétatif, c'est-à-dire de l'équilibre entre le tonus vagal (ou

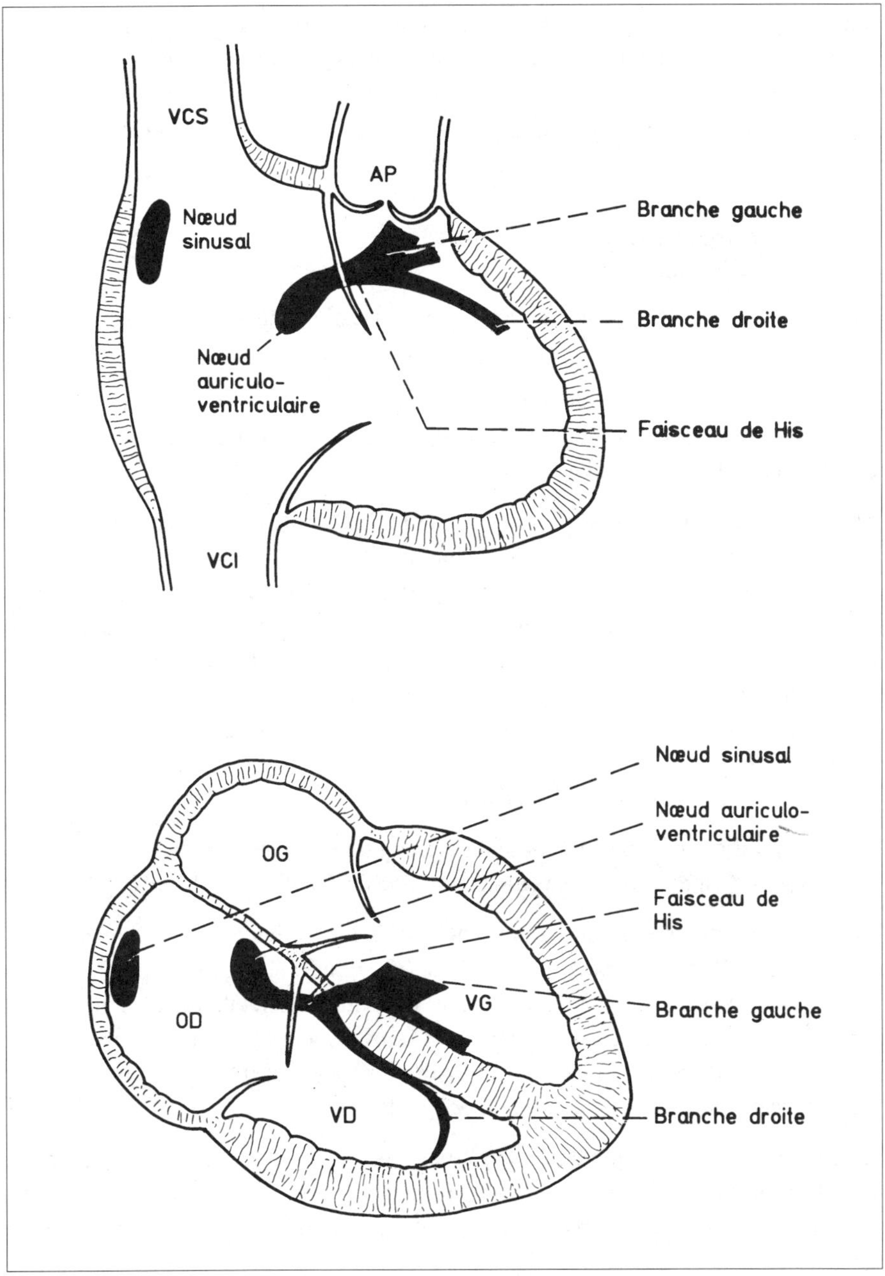

Figure 7 - Anatomie du tissu nodal

parasympathique) et le tonus sympathique. La stimulation vagale diminue l'automatisme cardiaque (c'est-à-dire abaisse le rythme) et ralentit la conduction (surtout au niveau du nœud auriculoventriculaire). Inversement la stimulation sympathique augmente l'automatisme (accélère le cœur) et facilite la conduction.

Le cycle cardiaque : éléments d'hémodynamique

Le même scénario se déroule en même temps dans le cœur gauche et dans le cœur droit à chaque cycle cardiaque *(voir figure 8).*

Le ventricule vient de finir de se remplir, il commence à se contracter, la valve auriculoventriculaire se ferme ce qui correspond au premier bruit du cœur : c'est le début de la systole ventriculaire.

La pression augmente dans le ventricule alors que toutes les valves sont fermées : c'est la contraction isovolumétrique (contraction à volume constant). Puis la pression intraventriculaire rejoint la pression artérielle et ouvre les valvules sigmoïdes : l'éjection ventriculaire (c'est-à-dire la propulsion du sang du ventricule dans les artères) commence. Pendant l'éjection, la courbe de pression artérielle se superpose à celle du ventricule ; elle croît jusqu'à un maximum puis diminue à mesure que le ventricule se relâche. Ceci provoque la fermeture des valves sigmoïdes qui marque la fin de l'éjection ventriculaire et coïncide avec le deuxième bruit du cœur. C'est la fin de la systole et le début de la diastole.

La pression diminue dans le ventricule alors que les valves sont fermées : c'est la relaxation isovolumétrique (relaxation à volume constant).

Lorsque la pression ventriculaire rejoint la pression auriculaire la valve auriculoventriculaire s'ouvre. Le sang de l'oreillette (qui s'était relâchée et remplie pendant la systole ventriculaire) peut passer dans le ventricule. D'abord, le remplissage ventriculaire est passif, dû à la relaxation ; initialement rapide il est ensuite plus lent. La phase de remplissage rapide passif correspond au troisième bruit du cœur du phonocardiogramme (normalement non audible).

En fin de diastole, la contraction auriculaire (ou systole auriculaire) complète le remplissage ventriculaire. Cette phase de remplissage rapide actif correspond au quatrième bruit du cœur du phonocardiogramme (normalement non audible).

Pendant le remplissage ventriculaire, la courbe de pression ventriculaire se superpose à celle de l'oreillette.

Et tout est prêt pour la systole suivante.

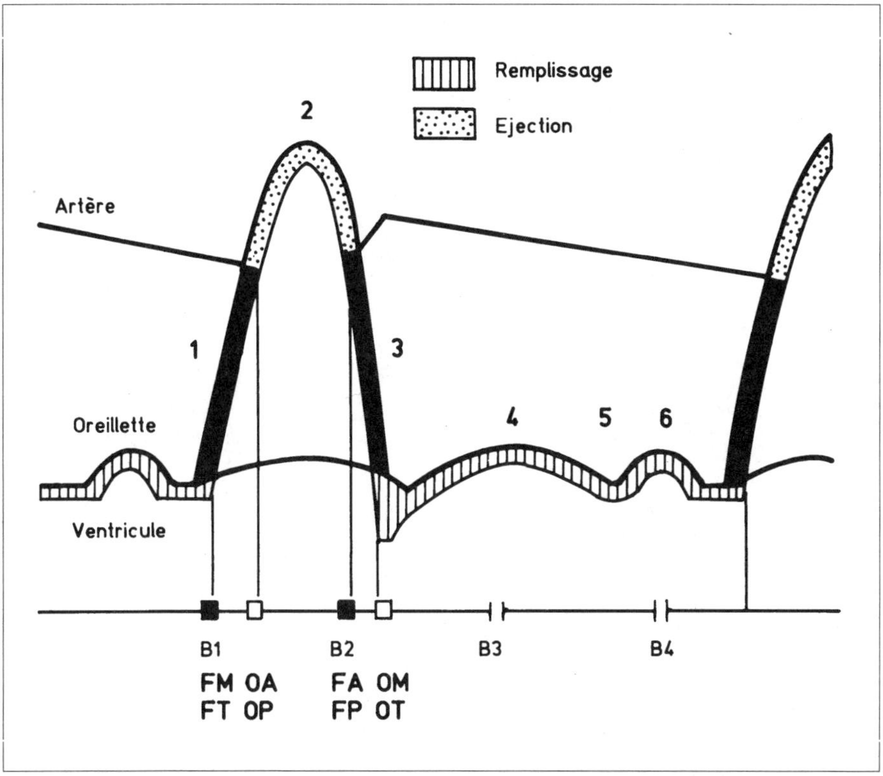

1 : contraction isovolumétrique ;
2 : éjection ventriculaire ;
3 : relaxation isovolumétrique ;
4 : remplissage rapide passif ;
5 : remplissage lent ;
6 : remplissage rapide actif (systole auriculaire).

FM = fermeture mitrale ; OA = ouverture aortique ; FA = fermeture aortique ; OM = ouverture mitrale ; FT = fermeture tricuspidienne ; OP = ouverture pulmonaire ; FP = fermeture pulmonaire ; OT = ouverture tricuspidienne ; B1, B2, B3 et B4 sont les premier, deuxième, troisième et quatrième bruits du cœur du phonocardiogramme.

Figure 8 - Évolution des pressions artérielle, ventriculaire et auriculaire au cours du cycle cardiaque

CHAPITRE 2

Séméiologie clinique

Rattacher des signes fonctionnels à leur cause cardiovasculaire est souvent difficile car le diagnostic repose en grande partie sur l'interrogatoire, volontiers aléatoire, du patient et sur des signes objectifs (électrocardiographiques notamment) fréquemment fugaces.

L'infirmière, qui est en première ligne, a un rôle primordial de recueil des données nécessaires au diagnostic.

RÔLE DE L'INFIRMIÈRE

Devant une douleur de poitrine, un accès de palpitations ou de dyspnée, ou un malaise, l'infirmière – sans attendre l'arrivée du médecin qu'elle aura alerté – doit :

1. Observer le patient : état de conscience, coloration, respiration.
2. Palper le pouls fémoral et/ou carotidien (même s'il y a un scope) et noter son rythme.
3. Prendre la tension artérielle, reflet de l'état hémodynamique.
4. Enregistrer un électrocardiogramme.
   Chemin faisant, elle aura recherché une grande urgence vitale et, le cas échéant, débuté son traitement.

LES DOULEURS DE POITRINE

En dehors des traumatismes, les douleurs de poitrine peuvent relever de causes très diverses *(voir encadré)*.
Le diagnostic étiologique de la douleur repose en grande partie sur l'interrogatoire qui précise les caractères de cette douleur (type, intensité, siège, irradiations, circonstances déclenchantes, durée, facteurs accentuant ou atténuant la souffrance, etc.), mais aussi les antécédents et les facteurs de risque vasculaire. Cet interrogatoire est complété par un examen clinique complet avec électrocardiogramme.

Principales causes des douleurs de poitrine

1. Cardiovasculaires
- insuffisance coronaire : angor, infarctus ;
- dissection aortique ;
- crise fissuraire d'un anévrysme aortique ;
- péricardite ;
- embolie pulmonaire ;
- certains troubles du rythme.

2. Respiratoires
- pneumothorax ;
- pleurésie liquidienne ;
- pneumopathie aiguë ;
- trachéobronchite.

3. Œsophagiennes
- hernie hiatale ;
- reflux gastroœsophagien ;
- spasme œsophagien.

4. Médiastinale
- tumeurs du médiastin ;
- médiastinites.

5. Pariétales
- névralgie intercostale ;
- zona intercostal ;
- rhumatismes (épaules, côtes, rachis).

6. Abdominales
- colique hépatique ;
- pancréatite ;
- ulcère gastroduodénal.

7. Anorganiques

Des douleurs de poitrine peuvent survenir au cours de la plupart des maladies cardiaques mais sont tout particulièrement le fait de la *maladie coronaire* (angine de poitrine ou angor : douleur provoquée par une ischémie myocardique, habituellement consécutive à un rétrécissement athéromateux ou plus rarement un spasme des artères coronaires). Les douleurs de poitrine font aussi partie du tableau de la péricardite, de la dissection aortique (ou de la crise fissuraire d'un anévrysme de l'aorte, dont les signes sont voisins), et de l'embolie pulmonaire.

Les données de l'interrogatoire dans ces quatre grandes affections cardiovasculaires sont rassemblées dans l'*encadré* situé page suivante.

Ces douleurs de poitrine d'origine cardiovasculaire diffèrent :

- des douleurs d'origine pariétale : liées au mouvement, reproduites par la palpation ;
- des douleurs de cause respiratoire : latéralisées, favorisées par les mouvements respiratoires et dont le diagnostic repose sur la radiographie pulmonaire ;
- des douleurs anorganiques, atypiques : picotements localisés sous le sein gauche tantôt très brefs tantôt trop prolongés, dans un contexte anxieux.

Mais le diagnostic impose souvent de recourir à des examens complémentaires :

- radiographie de thorax ;
- examens sanguins : ASAT, ALAT, CPK, troponine, myoglobine, gaz du sang artériel ;
- et selon les cas :
  - échographie cardiaque ;
  - électrocardiogramme d'effort ;
  - électrocardiogramme des 24 heures ;
  - scintigraphie myocardique ;
  - scintigraphie pulmonaire ;
  - scanner thoracique ;
  - voire angiographie pulmonaire, aortographie ou coronarographie.

Caractères habituels des principales douleurs de poitrine de cause cardiovasculaire

Caractères de la douleur	Insuffisance coronaire	Dissection aortique	Péricardite aiguë	Embolie pulmonaire
Type	constriction ou brûlure	déchirure ou pseudoangineux	pesanteur ou pseudoangineux	point de côté
Siège	rétrosternal médian	rétrosternal médian	rétrosternal médian	latéralisé
Étendue	étalée	étalée	étalée	localisée
Irradiations	épaules, bras, cou, mâchoire, abdomen	épaules, dos, lombes	épaules, bras, cou, abdomen	épaule homolatérale, dos
Intensité	variable, angoissante	variable, angoissante	variable, angoissante	variable, angoissante
Durée	• quelques minutes dans l'angor stable • moins de 30 minutes dans le syndrome de menace • jusqu'à quelques heures dans l'infarctus	quelques heures	quelques heures à plusieurs jours	quelques minutes à plusieurs heures
Caractères très évocateurs	• lien à l'effort • nitrosensibilité	douleur migrant vers le dos puis les lombes	• douleur augmentant à l'inspiration profonde • position antalgique penché en avant	• douleur variable avec les mouvements respiratoires • polypnée superficielle associée, quasi constante
Éléments associés à rechercher	• antécédents coronariens • notion d'angor d'effort • facteurs de risque : tabac, diabète, hyper-lipémie,...	• hypertension artérielle • anomalie des pouls	• infection virale récente ou en évolution	• phlébite • facteurs favorisants : alitement, intervention chirurgicale récente,...

RÔLE DE L'INFIRMIÈRE

Devant une douleur de poitrine :

1. Écarter une grande urgence vitale *(voir chapitre V)*.
2. Prendre le pouls qui peut révéler un trouble du rythme.
3. Prendre la TA dont la baisse fait craindre un collapsus.
4. Alerter le médecin.
5. Enregistrer un ECG car des signes de grande valeur diagnostique peuvent n'être présents que pendant la douleur (trouble du rythme, modifications de la repolarisation).
6. Parallèlement rassurer le patient et préciser les caractères de la douleur par l'interrogatoire.
7. Après enregistrement de l'ECG, donner des dérivés nitrés sublinguaux, à renouveler 5 minutes plus tard si la douleur persiste. Noter l'évolution de la douleur car *sa disparition moins de 3 minutes après des dérivés nitrés sublinguaux est un argument important en faveur de l'angine de poitrine.*
8. La constatation d'altérations ECG pendant la douleur doit conduire à réenregistrer un tracé après arrêt de la douleur pour vérifier l'évolution de ces anomalies.

LES MALAISES BREFS

On regroupe sous le terme de malaises brefs des symptômes très variés allant de la sensation de perte de connaissance imminente, d'instabilité, de faux vertige, de vide intérieur, à la perte de connaissance vraie, et dont la durée ne dépasse pas une quinzaine de minutes.

Les malaises plus prolongés ont presque toujours une cause neurologique.

Les malaises brefs peuvent avoir des causes très diverses *(voir encadré)*. C'est essentiellement le déroulement du malaise qui permet d'en reconnaître la cause. Il est donc très important d'observer le malaise ou, à défaut, d'en obtenir une description précise.

a) Ce qui a précédé le malaise :

- peur, émotion, vue du sang, prise de sang, station debout prolongée en atmosphère confinée : syncope vasovagale (encore appelée malaise vagal) ;
- toux : ictus laryngé (conseiller d'éviter de tousser fort) ;
- miction : syncope de la miction (conseiller d'uriner assis) ;
- déglutition : névralgie du glossopharyngien, diverticule œsophagien ;
- rotation du cou : insuffisance vertébrobasilaire, hypersensibilité sinocarotidienne ;

- lever : hypotension orthostatique (chute de la tension artérielle due à une mauvaise adaptation du tonus vasculaire lors du lever) ;
- effort : rétrécissement aortique, myocardiopathie obstructive, angor syncopal.

b) Le début du malaise :

- aura[1] sensitive, motrice, sensorielle ou complexe dans la crise d'épilepsie focale ;
- perte de connaissance brutale et sans prodrome avec chute traumatisante dans le grand mal épileptique et les syncopes cardiaques ;
- chute théâtrale dans l'hystérie ;
- faux vertiges, sensation de perte de connaissance imminente ou de tête vide, vision floue, bourdonnements d'oreilles, nausées inaugurales dans les syncopes vasculaires.

c) Pendant le malaise :

- perte de connaissance jamais complète dans l'hystérie ;
- perte de connaissance toujours complète dans l'épilepsie ;
- hypotonie dans la syncope ;
- hypertonie et mouvements cloniques dans l'épilepsie ;
- main d'accoucheur dans la tétanie et la spasmophilie ;
- la morsure de langue est en faveur de l'épilepsie mais la perte des urines peut survenir pendant toute perte profonde de la conscience ;
- la perte complète de connaissance dure en principe moins de 3 minutes dans la syncope et plus de 5 minutes dans l'épilepsie, mais elle est souvent surestimée et une syncope peut se prolonger par une crise épileptique.

d) Après la perte de connaissance :

- retour immédiat de la conscience dans la syncope cardiaque (perte de connaissance « à l'emporte-pièce ») ;
- respiration stertoreuse et obnubilation dans l'épilepsie ;
- une impression de malaise peut persister dans les syncopes vasculaires.

e) Le bilan après le malaise :

L'examen clinique avec électrocardiogramme est indispensable mais souvent décevant en dehors des malaises. On peut s'aider des examens biologiques qui suivent :

- alcoolémie (ivresse ?) ;

1. L'aura est l'ensembre des signes qui précèdent immédiatement une crise.

Causes des malaises brefs

A. Syncopes

1. Syncopes vasculaires (60 % des cas) :
- syncopes vasovagales (« malaise vagal ») ;
- syncopes réflexes : miction, toux, déglutition, défécation, rotation du cou, douleur aiguë ;
- hypotension orthostatique (souvent iatrogène).

2. Syncopes cardiaques :
- troubles du rythme : tachycardies très rapides ; fibrillation ventriculaire ;
- troubles de conduction : bloc auriculoventriculaire ; dysfonction sinusale ;
- autres causes cardiaques : insuffisance coronaire ; infarctus ; embolie pulmonaire ; rétrécissement aortique ; myocardiopathie hypertrophique ; tumeurs du cœur (myxome notamment) ; tétralogie de Fallot.

3. Autres syncopes :
- métaboliques : hypoxie ; hypocalcémie ;
- toxiques : alcoolisme aigu ; intoxication au CO ; toxicomanie : sevrage, overdose.

B. Autres causes de malaises brefs

1. Neurologiques :
- épilepsie ;
- accident ischémique cérébral ;
- hystérie ;
- spasmophilie.

2. Métaboliques :
- tétanie ;
- hypoglycémie.

3. Syndromes hémorragiques et anémies sévères

4. Malaises sans cause retrouvée (20 % des cas)

RÔLE DE L'INFIRMIÈRE

Tout en observant le patient et le déroulement du malaise

1. Allonger le patient.
2. Assurer la liberté des voies aériennes.
3. Prendre le pouls fémoral et/ou carotidien.

Le pouls est absent : arrêt circulatoire

1. Délivrer un choc électrique (300 joules).
2. Alerter deux autres membres de l'équipe dont un médecin.
3. Apporter le chariot d'urgence.
4. En cas d'échec du choc électrique, débuter les manœuvres de ressuscitation, à savoir : massage cardiaque externe, respiration artificielle, mise en place d'une voie veineuse pour perfusion et injections médicamenteuses.
5. Enregistrer un ECG dès que possible.

Le pouls est lent <40/min, le malade inconscient : trouble de conduction

1. Donner un coup de poing dans la poitrine.
2. En cas d'échec, alerter deux autres membres de l'équipe, apporter le chariot d'urgence et débuter les manœuvres de ressuscitation.
3. Enregistrer un ECG dès que possible.

Le pouls est lent <60/min et le malade conscient : prendre la TA

- *La TA est basse : syncope vagale ou réflexe probable :*

1. Surélever les membres inférieurs.
2. Appeler le médecin.
3. Enregistrer un ECG.
4. Éventuelle injection d'atropine sur prescription médicale.

- *La TA est normale ou haute : trouble de conduction probable :*

1. Alerter le médecin
2. Enregistrer un ECG.
3. Donner un coup de poing dans la poitrine si le diagnostic est confirmé.
4. Mettre en place une voie veineuse.

Le pouls est très rapide >140/min : tachycardie

- *Le malade est inconscient : procéder comme en cas d'arrêt circulatoire.*
- *Le malade est conscient :*

1. Rechercher des signes de mauvaise tolérance : dyspnée, cyanose, marbrures, pâleur, sueurs, chute tensionnelle. Si l'un quelconque de ces signes est présent : grande urgence.
2. Alerter le médecin.
3. Enregistrer un ECG.
4. Mettre une voie veineuse en cas de signes de mauvaise tolérance ou sur prescription médicale en vue d'injection d'antiarythmiques.

Le pouls est normal ou modérément accéléré : pas de trouble du rythme
1. Prendre la TA (basse et pincée dans le syndrome hémorragique).
2. Alerter le médecin.
3. Faire une glycémie au doigt.
4. Enregistrer un ECG.

- glycémie (mais l'hypoglycémie donne en fait assez rarement des malaises brefs) ;
- ionogramme sanguin avec créatininémie pour chercher un désordre de la kaliémie ou de la calcémie (ils favorisent les troubles du rythme et l'hypocalcémie peut provoquer des crises de tétanie) ;
- hémogramme (anémie ?) ;
- gaz du sang artériel (hypoxie, notamment dans l'embolie pulmonaire) ;
- enzymes cardiaques en cas de doute sur un infarctus.

Dans un second temps et en fonction de chaque cas on recherchera un trouble du rythme ou de la conduction, une épilepsie ou un accident ischémique cérébral transitoire par :
- enregistrement Holter (ECG des 24 heures),
- électrocardiogramme percritique ambulatoire,
- test d'inclinaison (« tilt test »),
- recherche de potentiels tardifs ventriculaires,
- exploration électrophysiologique par cathétérisme cardiaque,
- électroencéphalogramme,
- scanner cérébral ;
- échographie-Doppler des artères cervicales, voire transcrânienne, éventuellement complétée par artériographie ou angio-IRM.

LES PALPITATIONS

Sensations de battements cardiaques rapides et/ou irréguliers, les palpitations peuvent être dues à un trouble du rythme mais aussi à une simple accélération du rythme normal (notamment lors d'une anémie, d'une hyperthyroïdie, d'une fièvre, à l'occasion d'un effort, d'une émotion ou d'un stress, etc.) ou même à la perception exagérée de battements cardiaques normaux (asthénie neurocirculatoire).

Le diagnostic repose sur l'évaluation du rythme cardiaque par la prise du pouls ou mieux par un enregistrement électrocardiographique pendant un accès de palpitations.

En dehors des épisodes de palpitations l'électrocardiogramme est bien souvent normal. Pour rechercher un éventuel trouble du rythme, on peut alors avoir recours à :

- l'électrocardiogramme des 24 heures (Holter) ;
- l'électrocardiogramme percritique ambulatoire ;
- l'électrocardiogramme d'effort ;
- la recherche de potentiels tardifs ventriculaires ;
- et même parfois à l'exploration électrophysiologique intracardiaque par cathétérisme.

RÔLE DE L'INFIRMIÈRE

Devant un accès de palpitations l'infirmière doit :

1. Étudier le rythme cardiaque par l'auscultation (ou scope) :
   - fréquence ;
   - régularité.
2. Chercher des signes de mauvaise tolérance :
   - pouls mal frappé ;
   - TA basse ;
   - dyspnée ;
   - marbrures ;
   - troubles de la conscience.
3. Alerter le médecin (signe de mauvaise tolérance = grande urgence).
4. Enregistrer un ECG, de préférence sur un appareil multipiste, pour rechercher un éventuel trouble du rythme. Il faut faire un enregistrement suffisamment long, surtout dans les dérivations où l'on voit bien l'activité auriculaire (habituellement D2 et/ou V1) et non parasité : c'est la clé du diagnostic.

LA DYSPNÉE

La dyspnée est une gêne respiratoire. La dyspnée d'origine cardiaque (par insuffisance cardiaque gauche ou globale) est habituellement une polypnée, c'est-à-dire que la respiration est rapide et superficielle ; l'auscultation pulmonaire trouve des râles crépitants prédominant aux deux bases pulmonaires : râles fins et secs comparés au bruit des pas dans la neige survenant en fin d'inspiration. Plus rarement il s'agit d'une dyspnée inspiratoire, sifflante, avec râles sibillants à l'auscultation pulmonaire : on parle alors d'asthme cardiaque. Cette dyspnée est due à un œdème pulmonaire, c'est-à-dire à une infiltration de liquide séreux d'origine plasmatique dans la membrane alvéolocapillaire et dans les alvéoles pulmonaires. Cet œdème est la conséquence de l'augmentation de la pression dans les capillaires pulmonaires en amont du cœur gauche. Il gêne les échanges d'oxygène entre les alvéoles pulmonaires et le sang ce qui entraîne une hypoxie du sang artériel.

Cet œdème se traduit à la radiographie du thorax par des opacités des deux champs pulmonaires.

La dyspnée d'origine cardiaque est habituellement liée à l'effort : elle apparaît pendant l'effort, s'accroît avec l'effort et disparaît quelques minutes après arrêt de l'effort. La gravité de l'insuffisance cardiaque est notée en 4 classes selon la sévérité de la dyspnée :

- classe I : pas de dyspnée ;
- classe II : dyspnée lors d'efforts inhabituels, mais qui n'entraînent pas de gêne chez un sujet normal ;
- classe III : dyspnée dans la vie courante ;
- classe IV : dyspnée au moindre effort, voire spontanée.

Rôle de l'infirmière

1. Rechercher des signes de gravité témoignant d'une détresse respiratoire (= grande urgence vitale) :
   - troubles de conscience : agitation, prostration, coma ;
   - cyanose, pâleur, marbrures ;
   - sueurs ;
   - tachypnée ou bradypnée extrêmes
2. Prendre le pouls (troubles du rythme ?).
3. Prendre la TA (collapsus ?).
4. Noter le rythme respiratoire (normal : 14 à 18/min).
5. Alerter le médecin.
6. Assurer la liberté des voies aériennes (aspirer si besoin).
7. Enregistrer un ECG.
8. Sauf extrême urgence, l'oxygénothérapie n'est débutée qu'après prélèvement de sang artériel pour gazométrie.
9. Le bilan est habituellement complété secondairement par une radiographie du thorax.
10. Ne pas allonger le patient.
11. Ne pas administrer de sédatif.

Lorsqu'elle est spontanée, la dyspnée est souvent améliorée par la position assise et aggravée par le décubitus ; on dit alors qu'il s'agit d'une orthopnée ; elle peut être chiffrée par le nombre d'oreillers nécessaires pour éviter la gêne respiratoire.

Le diagnostic de l'origine cardiaque de la dyspnée (par opposition aux dyspnées dues à une maladie de l'appareil respiratoire) est parfois difficile. Il repose sur un faisceau d'arguments cliniques, électrocardiographiques, radiographiques (radiographie du thorax face et profil), biologiques (analyse des gaz du sang notamment), qu'il faut parfois compléter par une échographie-Doppler cardiaque, voire un cathétérisme et des angiographies.

LES DOULEURS UNILATÉRALES DES MEMBRES INFÉRIEURS

Les causes vasculaires de douleurs unilatérales de jambe *(voir encadré)* sont :

- la phlébite surale par thrombose veineuse ;
- l'ischémie aiguë d'un membre inférieur par occlusion artérielle brutale (embolie ou thrombose artérielle) ;
- l'artérite des membres inférieurs par artériosclérose.

Caractères des douleurs unilatérales de jambe d'origine vasculaire

	Phlébite surale	**Ischémie aiguë**	**Artérite chronique**
Mécanisme	occlusion veineuse par thrombose	occlusion artérielle par thrombose ou embolie	sténose artérielle par lésion arthéromateuse
Mode de début	aigu	aigu	progressif
Circonstances du diagnostic	cardiaque alité, opéré récent...	cardiopathie emboligène, anévrysme artériel, artérite connue	antécédents de claudication intermittente du mollet
Aspect du membre			
– couleur	normale ou pâle	livide, voire marbrée	pâle
– gonflement	oui	non	non
– température	chaud	froid	froid
– troubles trophiques (gangrène)	non	non (au début)	oui

Dans l'artérite des membres inférieurs la douleur réalise typiquement la claudication intermittente : la douleur du mollet survient à la marche, impose l'arrêt et disparaît ensuite en quelques instants. Ces caractères la distinguent aisément des douleurs rhumatismales (liées au mouvement, ou prédominant au dérouillage, ou d'horaire inflammatoire) ou neurologiques. La douleur apparaît d'abord pour des efforts assez longs, mais avec l'évolution de l'artériosclérose, elle survient dans la vie courante voire spontanément et peut s'accompagner de troubles trophiques évoluant vers la gangrène.

LES ŒDÈMES DES MEMBRES INFÉRIEURS

Les œdèmes des membres inférieurs sont une infiltration du tissu interstitiel par un liquide séreux. Ils peuvent être dus *(voir encadré)* à une augmentation de la pression dans les veines et/ou les lymphatiques qui drainent la région concernée, ou à une diminution du pouvoir osmotique du plasma par hypoprotidémie, ou encore à des modifications de la perméabilité capillaire (par exemple, inflammation au cours d'une dermite infectieuse). Il en résulte un gonflement du membre inférieur, parfois discret et localisé en arrière des malléoles, mais parfois très volumineux. L'œdème est mou lorsque son installation est récente, il conserve alors l'empreinte des doigts (signe du godet).

Éléments du diagnostic étiologique des œdèmes des membres inférieurs

Affection causale	Caractères des œdèmes des membres inférieurs				Signes associés
	siège	couleur	température	douleur	
Phlébite	unilatéral	blanc	chaud	présente	fébricule, signe de Homans
Dermite infectieuse	unilatéral	rouge	chaud	inconstante	fièvre, porte d'entrée
Compression profonde	uni ou bilatéral	blanc	froid	absente	tumeur abdomino-pelvienne
Insuffisance veineuse	uni ou bilatéral	blanc	froid	pesanteur	varices et/ou inhibiteur calcique
Cirrhose hépatique	bilatéral	blanc	froid	absente	gros foie dur indolore, éthylisme
Hypoprotidémie et/ou glomérulonéphrite	bilatéral	blanc	froid	absente	diarrhée chronique ou protéinurie
Insuffisance cardiaque	bilatéral	blanc	froid	absente	autres signes d'insuffisance cardiaque droite

LA FIÈVRE CHEZ UN CARDIAQUE

La fièvre est un signe que l'on rencontre dans certaines affections cardiaques : infarctus du myocarde, phlébite, embolie pulmonaire, péricardites notamment.

La fièvre chez le cardiaque peut aussi avoir toutes les causes envisageables chez un patient dont le cœur est sain. Mais chez le cardiaque, et tout particulièrement en cas de maladie ou de prothèse valvulaire, la constatation d'une fièvre fait avant tout rechercher et redouter une endocardite infectieuse (ou maladie d'Osler).

L'endocardite d'Osler est une affection grave qui nécessite un traitement antibiotique intraveineux prolongé et dont la mortalité reste élevée (environ 50 %). Il est indispensable de faire des hémocultures avant toute antibiothérapie pour isoler le germe responsable et choisir un traitement adapté.

À SAVOIR

L'apparition d'une fièvre sans cause évidente chez un cardiaque doit faire pratiquer avant tout traitement antibiotique une série d'hémocultures, qui sont la clé du diagnostic et du traitement de l'endocardite infectieuse.

LA SURVEILLANCE DU RYTHME CARDIAQUE

La surveillance du pouls est essentielle, non seulement en cas de malaise ou de palpitations mais aussi dans les douleurs de poitrine, les dyspnées et la surveillance de certains traitements (anti-arythmiques, vasodilatateurs, tonicardiaques, anti-angineux notamment).

En l'absence de surveillance par scope, le rythme cardiaque est évalué par la palpation du pouls, et vérifié au moindre doute, surtout quand il est irrégulier, par l'auscultation cardiaque.

La surveillance du rythme par scope

Le rythme cardiaque est facilement analysable lorsque le malade est sous scope. Mais **la présence rassurante du scope ne dispense pas de palper le pouls** : un pouls mal frappé est l'un des premiers signes de choc, un rythme cardiaque normal ou un trouble du rythme apparemment banal coïncident parfois avec une abolition du pouls (donc avec un bas débit extrême ou une dissociation électromécanique).

L'analyse du scope peut être malaisée et les anomalies détectées doivent être si possible enregistrées, ce qui est réalisé au mieux par les systèmes informatisés de monitorage.

Pour être interprétable, le signal électrocardiographique du scope doit être suffisamment ample, notamment en ce qui concerne les ondes auriculaires (ondes P), et non parasité. Il faut placer les électrodes de façon à obtenir un tel résultat.

La fréquence cardiaque est comptée automatiquement par le scope mais peut être sous-évaluée quand l'amplitude des ondes de dépolarisation ventriculaire (complexes QRS) est insuffisante ou si la ligne de base est instable. Elle peut aussi

L'aspect du signal du scope oriente le diagnostic

Tracé plat :
- arrêt cardiaque (disparition du pouls) ;
- électrode débranchée.

Tracé anarchique :
- fibrillation ventriculaire (disparition du pouls) ;
- parasitage (agitation du patient, etc.).

Rythme ventriculaire rapide et irrégulier : fibrillation auriculaire.

Rythme ventriculaire rapide et régulier avec QRS fins ou non modifiés par rapport au tracé en rythme normal : tachycardie supraventriculaire.

Rythme ventriculaire rapide régulier avec complexes larges et différents du tracé en rythme normal : tachycardie ventriculaire.

Rythme normal mais entrecoupé de battements prématurés : extrasystoles auriculaires (complexes ventriculaires ayant tous la même morphologie) ou ventriculaires (QRS larges interposés sur un rythme régulier avec QRS de morphologie différente).

Fréquence ventriculaire lente : dysfonction sinusale ou bloc auriculoventriculaire.

être surestimée du fait de parasites amples ou si les ondes de repolarisation ventriculaire (ondes T) sont trop amples (les ondes T sont alors comptées comme des QRS).

Les limites d'alarme concernant la fréquence cardiaque sont réglables en fonction de chaque cas, habituellement vers 55 pour la limite basse et vers 140 pour la limite haute. Il faut veiller à **toujours laisser les alarmes en service** : sans elles la surveillance par scope n'est qu'une fausse sécurité.

Lorsque survient une alarme, il faut, si ce n'est automatique, déclencher un enregistrement du signal du scope et se rendre immédiatement auprès du malade (rechercher une urgence vitale, palper le pouls).

Lorsqu'un trouble du rythme est détecté, un électrocardiogramme doit être enregistré dès que possible, de préférence sur un appareil multipiste, et pendant une durée suffisante pour en permettre une analyse complète et rigoureuse.

LA SURVEILLANCE DE LA TENSION ARTÉRIELLE

La tension artérielle doit être prise par la méthode auscultatoire (la seule permettant d'obtenir la minima) et contrôlée au pouls. Les appareils à colonne de mercure sont les plus fiables. Il faut bien vérifier le zéro des autres appareils et les faire contrôler régulièrement.

La poussée tensionnelle n'est réellement urgente que lorsque s'y associent certains signes de gravité (troubles neurologiques, insuffisance cardiaque, troubles visuels). Des chiffres de 17 à 19 de maxima sont banals dans la vie courante et ne sont anormaux qu'au repos et en dehors des stress ou de la fièvre ; ils justifient rarement une thérapeutique urgente.

Les poussées tensionnelles doivent être signalées au médecin qui pourra proposer un éventuel traitement (par exemple Adalate sublingual).

Une hypotension peut être due à une baisse du débit cardiaque et/ou à une vasodilatation excessive et/ou à une hypovolémie. Elle peut donc survenir au cours des traitements diurétiques, vasodilatateurs ou antihypertenseurs, ou par des médicaments qui diminuent la contractilité myocardique (bêtabloquants, certains antiarythmiques, etc.). Mais l'hypotension peut aussi révéler un état de choc. Elle est alors souvent associée à un pincement de la différentielle tensionnelle, à un pouls faible et mal frappé voire filant, à des marbrures des extrémités, et à une chute de la diurèse.

L'INSPECTION DU PATIENT

La simple observation du patient chaque fois que l'on se rend à son chevet détecte bien des diagnostics. On notera ainsi :

L'état de conscience du patient

- *Obnubilation, torpeur, coma* sont des signes de gravité d'un trouble du rythme, d'une dyspnée, d'un état de choc, d'une poussée tensionnelle ou témoignent d'un accident neurologique.
- L'*agitation* est fréquente en cas d'hypoxie cérébrale, qu'elle soit due à la baisse du débit cardiaque ou à la désaturation en oxygène du sang artériel : c'est donc un signe d'alarme et de gravité en cas de dyspnée ou d'insuffisance cardiaque.

La coloration du patient

- *Bleue :* elle traduit une désaturation du sang en oxygène :
  - cyanose généralisée prédominant aux lèvres, aux ongles, aux lobes des oreilles dans l'hypoxémie ou certaines cardiopathies congénitales ;
  - marbrures des extrémités dans l'insuffisance cardiaque aiguë avec état de choc.
- *Blanche :* elle témoigne d'une ischémie :
  - lividité généralisée dans les anémies, les bas débits et les arrêts circulatoires ;
  - lividité localisée à un territoire artériel dans les ischémies par occlusion vasculaire.
- *Rouge :* elle correspond à une vasodilatation.

La respiration du patient

- *Le rythme de la respiration :*
  - polypnée (plus de 18/minute) ou bradypnée (moins de 12/minute) sont des signes d'alarme ;

- les bradypnées extrêmes (gasp) et les arrêts respiratoires sont des urgences imposant la ventilation assistée.

- *Le type de la dyspnée :*
  - sifflante et expiratoire (dyspnée asthmatiforme) dans la crise d'asthme, la bronchite asthmatiforme, l'asthme cardiaque *(voir chapitre « Les dyspnées »)* ;
  - inspiratoire avec tirage, stridor (dyspnée laryngée) dans l'inhalation de corps étranger, l'œdème de Quinck, les tumeurs du larynx ;
  - ronflante (dyspnée d'origine bronchique) dans les tumeurs et l'encombrement bronchiques.

Les sueurs

L'apparition de sueurs pendant un accès de dyspnée est un signe de gravité car elles traduisent souvent l'épuisement du patient.

CHAPITRE 3

Examens complémentaires en cardiologie

PRINCIPAUX EXAMENS BIOLOGIQUES

Les « enzymes cardiaques »

L'infarctus du myocarde, c'est-à-dire la nécrose d'une quantité non négligeable de cellules myocardiques, a pour conséquence le passage dans le sang de constituants intracellulaires, notamment de certaines enzymes et de myoglobine. Leur dosage sert de test diagnostic et permet dans une certaine mesure d'évaluer la masse nécrosée.

Les enzymes les plus utiles à doser sont les CPK et plus particulièrement leur fraction MB, plus spécifique des atteintes cardiaques. Leur élévation survient habituellement dans les 24 premières heures de l'infarctus et passe par un pic suivi de retour à la normale en trois à quatre jours.

Le dosage de la myoglobine peut aider au diagnostic précoce de l'infarctus : son élévation est sensible dès la troisième heure mais se voit assez fréquemment en dehors des maladies cardiaques.

Inversement, le dosage de la troponine est intéressant en cas de doute diagnostique, en particulier lorsque l'on est un peu à distance de l'infarctus : son augmentation se produit presque uniquement en cas de nécrose myocardique et se prolonge parfois plus de dix jours, mais elle est un peu plus tardive que celle des CPK.

On dose aussi habituellement les SGOT dont l'élévation est plus tardive et moins spécifique (pouvant aussi traduire une cytolyse hépatique ou musculaire) alors que les SGPT restent habituellement normales (étant plus spécifiques des atteintes hépatiques).

On dose parfois encore les LDH dont l'élévation est encore plus retardée et encore moins spécifique.

En raison des délais de leur élévation, il est justifié de doser à plusieurs reprises les enzymes cardiaques dans les jours qui suivent une douleur de poitrine faisant suspecter un infarctus du myocarde (par exemple, quotidiennement pendant trois jours).

Les gaz du sang artériel

Il s'agit du dosage dans le sang artériel de la pression partielle en oxygène (PaO_2) et en gaz carbonique ($PaCO_2$) et de la mesure de son acidité (pH). À partir de ces paramètres on peut calculer le taux de bicarbonates (mMol/l) et la saturation en oxygène (%) du sang artériel.

Le prélèvement se fait dans une seringue héparinée par ponction d'une artère (habituellement radiale).

La saturation artérielle en oxygène peut aussi être mesurée au moyen d'un capteur pincé sur un doigt.

On appelle **hypoxie** une baisse de la PaO_2. Elle peut être due à un œdème pulmonaire d'origine cardiaque mais aussi à de nombreuses maladies de l'appareil respiratoire ou à une embolie pulmonaire.

L'hypocapnie, ou baisse de la $PaCO_2$, traduit une hyperventilation. Cette hyperventilation peut être la conséquence de l'hypoxie : le patient cherche alors à augmenter sa ventilation pour compenser l'apport insuffisant d'oxygène à son organisme. Mais, une hyperventilation et donc une hypocapnie peuvent aussi se voir dans les états d'acidose (diminution du pH) ou dans certaines affections neurologiques (polypnées d'origine centrale) ou simplement parce que le patient est stressé.

L'insuffisance cardiaque gauche et l'embolie pulmonaire donnent habituellement une hypoxie avec hypocapnie. On parle alors d'effet shunt.

L'hypercapnie, ou élévation de la $PaCO_2$, fréquente chez les bronchopathes chroniques, traduit une hypoventilation alvéolaire. Chez le cardiaque c'est un signe de gravité qui témoigne de l'épuisement du patient devenu incapable d'hyperventiler pour compenser son hypoxie.

Une alcalose (élévation du pH) peut être due soit à une hyperventilation (alcalose gazeuse avec baisse de la $PaCO_2$) soit à une cause métabolique (alcalose métabolique avec augmentation du taux de bicarbonates : par exemple, par perte d'ions H+ à l'occasion de vomissements abondants).

Une acidose (diminution du pH) peut être due à une hypoventilation alvéolaire (acidose gazeuse avec élévation de la $PaCO_2$) ou à une cause métabolique (acidose métabolique avec baisse du taux de bicarbonates : par exemple, perte de bicarbonates à la suite d'une diarrhée profuse).

L'étude des gaz du sang artériel permet donc :

- d'authentifier une dyspnée (c'est-à-dire de confirmer qu'elle a une cause cardiorespiratoire, par la constatation d'une hypoxie et/ou d'un effet shunt pendant l'accès de gêne respiratoire) ;
- d'en évaluer la sévérité ;
- de préciser la nécessité ou non d'une oxygénothérapie (en règle générale à administrer si la saturation artérielle en oxygène est inférieure à 92 %) ; d'en contrôler l'efficacité (élévation de la PaO_2) et la tolérance (risque d'hypoventilation alvéolaire se traduisant par une élévation exagérée de la $PaCO_2$ chez l'insuffisant respiratoire chronique) ;
- de vérifier l'équilibre acidobasique.

Autres examens courants

On demande fréquemment en cardiologie :

Un hémogramme : une anémie peut provoquer ou aggraver une dyspnée, un angor ; une thrombopénie implique un risque hémorragique qui peut contre-indiquer certains actes diagnostiques ou thérapeutiques.

Une créatininémie : c'est le reflet de la fonction rénale et donc un élément important dans le choix des médicaments utilisés, leur posologie, et la surveillance de leur tolérance.

L'étude de la coagulation : temps de céphaline activé ou TCA, parfois appelé TCK, qui est un test de coagulation global et sert à surveiller les traitements hépariniques ; temps de prothrombine, ou TP, qui permet la surveillance des traitements par antivitamine K. L'allongement exagéré de ces tests de coagulation traduit un risque hémorragique qui peut contre-indiquer certaines explorations ou certains traitements.

D'autres examens ont un intérêt de dépistage des facteurs de risque vasculaire :
- glycémie à jeun voire postprandiale ;
- bilan lipidique : cholestérol total, triglycérides, éventuellement dosage du HDL cholestérol voire des lipoprotéines.

RADIOGRAPHIE DU THORAX

La radiographie du thorax de face, et éventuellement de profil, est un examen irremplaçable pour apprécier l'état pleuropulmonaire.

En cardiologie, on recherche plus particulièrement :
- un œdème pulmonaire : opacités micronodulaires ou floconneuses bilatérales prédominant aux bases ; au maximum les champs pulmonaires sont « blancs » ;
- un épanchement pleural liquidien : opacité dense d'une base pulmonaire ;
- un pneumothorax : zone hyperclaire (donc noire sur la radiographie) entre le poumon et la paroi thoracique.

La radiographie du thorax donne une bonne estimation de la taille du cœur. La silhouette du cœur permet de préciser les cavités cardiaques éventuellement dilatées. Toutefois, pour mieux apprécier les dimensions des différentes cavités cardiaques par la radiographie, il est préférable de faire en plus du cliché de face des incidences de trois quarts. On peut aussi opacifier l'œsophage, qui moule la paroi postérieure de l'oreillette gauche, en faisant avaler de la bouillie barytée pendant la prise des clichés. La radioscopie permet en plus une analyse de la cinétique cardiaque et sous amplificateur de brillance on peut rechercher des calcifications cardiaques (valvulaires notamment).

L'échographie qui, en outre, n'a pas l'inconvénient d'exposer aux rayons X, donne infiniment plus de renseignements sur la morphologie et le fonctionnement cardiaques et tend à supplanter la radiologie dans ce domaine.

ÉLECTROCARDIOGRAMME

L'électrocardiogramme (ECG) est la plus importante des clés du diagnostic en matière de cardiopathie ischémique et de trouble du rythme.

L'une des difficultés est le caractère souvent transitoire, coïncidant avec la crise, des modifications ECG. Pour cette raison, il est nécessaire que l'enregistrement d'un ECG devienne le premier réflexe devant l'apparition de tout signe fonctionnel d'ordre cardiaque (douleur de poitrine, dyspnée, palpitations, malaise, état de choc). On a aussi développé des techniques visant à enregistrer ces troubles au moment où ils se produisent (enregistrement ECG de longue durée par la méthode de Holter, R-test), à les reproduire (épreuve d'effort, exploration électrophysiologique intracardiaque) ou à en rechercher des stigmates (enregistrement du potentiel Hisien, recherche de potentiels tardifs).

Principe

La dépolarisation des fibres myocardiques déclenche leur contraction. Le déplacement du courant ainsi créé peut être enregistré par des électrodes placées sur la peau.

L'activation débute normalement au nœud sinusal, s'étend aux oreillettes, gagne le nœud auriculoventriculaire où la conduction est ralentie, puis atteint le faisceau de His et ses branches et enfin les ventricules.

Ainsi, à chaque cycle cardiaque, une dépolarisation auriculaire (onde P de l'ECG) est suivie d'une dépolarisation ventriculaire (complexe QRS), ce qui permet la synchronisation entre la contraction auriculaire et la contraction ventriculaire. Les fibres myocardiques se repolarisent ensuite, les fibres auriculaires pendant la dépolarisation ventriculaire (la repolarisation auriculaire n'est donc pas individualisable), les fibres ventriculaires un peu après QRS (onde T).

On place une électrode à l'extrémité de chacun des quatre membres. Ces électrodes servent à enregistrer les dérivations standard (D1, D2, D3, aVR, aVL et aVF) qui explorent l'activité électrique du cœur dans un plan frontal. Les électrodes, placées sur la poitrine, enregistrent les dérivations précordiales qui servent à étudier l'activité électrique du cœur dans un plan horizontal.

Technique d'enregistrement d'un ECG standard

L'infirmière doit savoir enregistrer un ECG puisque c'est elle la première présente à l'appel du malade. Elle doit donc connaître le fonctionnement de l'appareil dont son service est équipé. Cet appareil doit être vérifié régulièrement.

La technique d'enregistrement doit être parfaite pour faciliter l'interprétation du tracé, éviter les parasites, les oscillations de la ligne de base et les artefacts. Pour cela, il faut bien placer les électrodes au contact de la peau, si possible préalablement dégraissée à l'éther, en ayant soin de bien appliquer entre la peau et les électrodes de la pâte conductrice, en demandant au patient de ne pas bouger ou respirer trop amplement pendant l'enregistrement.

La vitesse de déroulement du papier est habituellement de 25 mm/seconde et le test doit être vérifié pour qu'une amplitude de 1 mV corresponde à 1 cm verticalement.

La position des électrodes doit être rigoureuse pour permettre la comparaison des tracés successifs.

Les électrodes des membres sont généralement fixées par un bracelet de caoutchouc aux poignets et aux chevilles. Les fiches correspondantes sont habituellement :
- rouge marquée RA (*right arm*) pour le poignet droit ;
- jaune marquée LA (*left arm*) pour le poignet gauche ;
- verte marquée LF (*left foot*) pour la cheville gauche ;
- noire marquée RF (*right foot*) pour la cheville droite.

Les erreurs de branchement rendent le tracé ininterprétable.

La position des électrodes précordiales est la suivante :
- V1 : au bord sternal du 4e espace intercostal (EIC) droit ;
- V2 : symétrique de V1 par rapport au plan sagittal, c'est-à-dire au bord sternal du 4e EIC gauche ;
- V3 : à mi-chemin entre V2 et V4 ;
- V4 : dans le 5e EIC gauche sur la ligne médioclaviculaire (ligne verticale passant par le milieu de la clavicule) ;
- V5 : dans le 5e EIC gauche sur la ligne axillaire antérieure (ligne verticale passant par le bord antérieur du creux axillaire) ;
- V6 : dans le 5e EIC gauche sur la ligne axillaire moyenne (ligne verticale passant par le milieu du creux axillaire) ;
- V7 : dans le 5e EIC gauche sur la ligne axillaire postérieure (ligne verticale passant par le bord postérieur du creux axillaire) ;
- V8 : dans le 5e EIC gauche sur la ligne verticale passant par la pointe de l'omoplate ;
- V9 : à mi-chemin entre V8 et la ligne des épineuses.

Le deuxième espace intercostal est repérable par le fait qu'il est situé juste en dessous de l'angle de Louis (angle saillant de la face antérieure du sternum qui sépare le manubrium, en haut, du corps du sternum, en bas).

Les dérivations V7, V8 et V9 sont très utiles dans la maladie coronaire (les signes peuvent alors se limiter à ces dérivations), mais non indispensables ailleurs.

En cas de trouble du rythme, il faut chaque fois que possible faire un enregistrement prolongé sur un appareil multipiste.

Éléments d'interprétation

Lorsqu'une infirmière est appelée à faire souvent des tracés ECG, il est souhaitable qu'elle puisse reconnaître les principales anomalies en faveur d'une urgence médicale : troubles du rythme et signes d'insuffisance coronaire. C'est donc sur ces points que porte ce chapitre volontairement simplifié et non exhaustif. Pour un apprentissage plus complet de la lecture de l'ECG on pourra, par exemple, se reporter à *Lecture accélérée de l'ECG,* par D. Dubin, éditions Maloine.

ECG normal

Les complexes de grande amplitude correspondent à la dépolarisation des ventricules (complexes QRS). Le rythme normal du cœur est compris entre 60 et 100 battements par minute, ce qui correspond à un espace séparant deux complexes QRS consécutifs compris entre 15 et 25 mm.

Une déflexion est dite positive quand elle va vers le haut et négative quand elle descend (*voir figure 9*). On appelle onde Q la première onde du complexe QRS quand elle est négative, onde R la première onde positive du complexe QRS, et S une onde négative qui suit une onde R ou termine le complexe QRS.

La durée normale du complexe QRS est inférieure à 0,12 seconde (3 mm) ; en dehors des troubles du rythme ventriculaires, un élargissement de QRS peut se voir essentiellement dans les blocs de branche (ralentissement majeur ou interruption de la conduction dans l'une des branches du faisceau de His). Le complexe QRS est normalement positif en D1 et en aVF (*voir figure 10*).

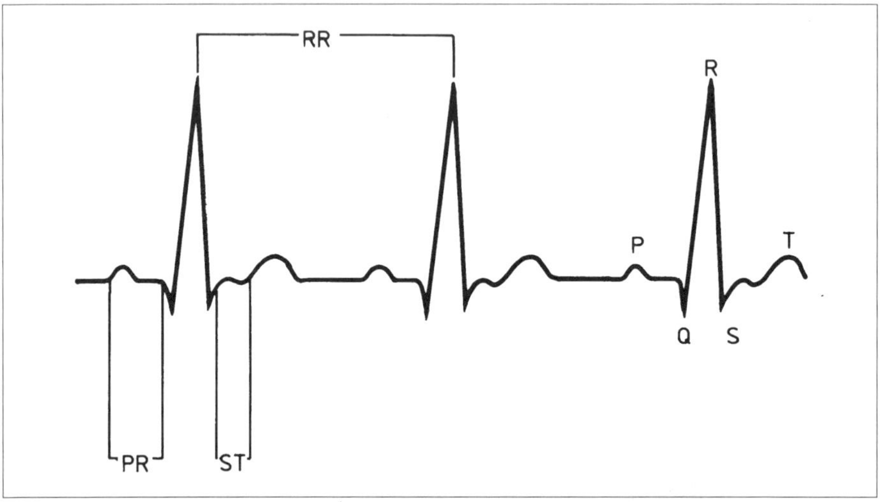

Figure 9 - ECG : principaux paramètres

Lorsque le rythme est normal, sinusal, chaque complexe QRS est précédé d'une onde de dépolarisation auriculaire ou onde P. L'espace séparant le début de l'onde P du début du complexe QRS suivant (espace PR) correspond à la durée que met la dépolarisation pour aller du nœud sinusal aux ventricules et ne dépasse normalement pas 0,20 seconde (5 mm).

Enfin après chaque QRS, on trouve une onde T, qui correspond à la repolarisation des ventricules. Elle a habituellement le même sens que le QRS précédent dans la même dérivation. L'onde T est donc normalement positive dans la plupart des dérivations sauf en aVR, V1, V2 et parfois D3.

La portion du tracé qui va de la fin de QRS au début de T s'appelle le segment ST. Il est normalement au même niveau que les segments horizontaux du tracé séparant les différentes ondes (ligne isoélectrique).

Bradycardies

On appelle bradycardie le ralentissement du rythme ventriculaire en dessous de 60 battements par minute (ce qui correspond à un allongement de l'espace RR au-dessus de 25 mm). Une bradycardie peut être due soit à un ralentissement du rythme auriculaire, soit à une interruption de la conduction entre les oreillettes et les ventricules (bloc auriculoventriculaire).

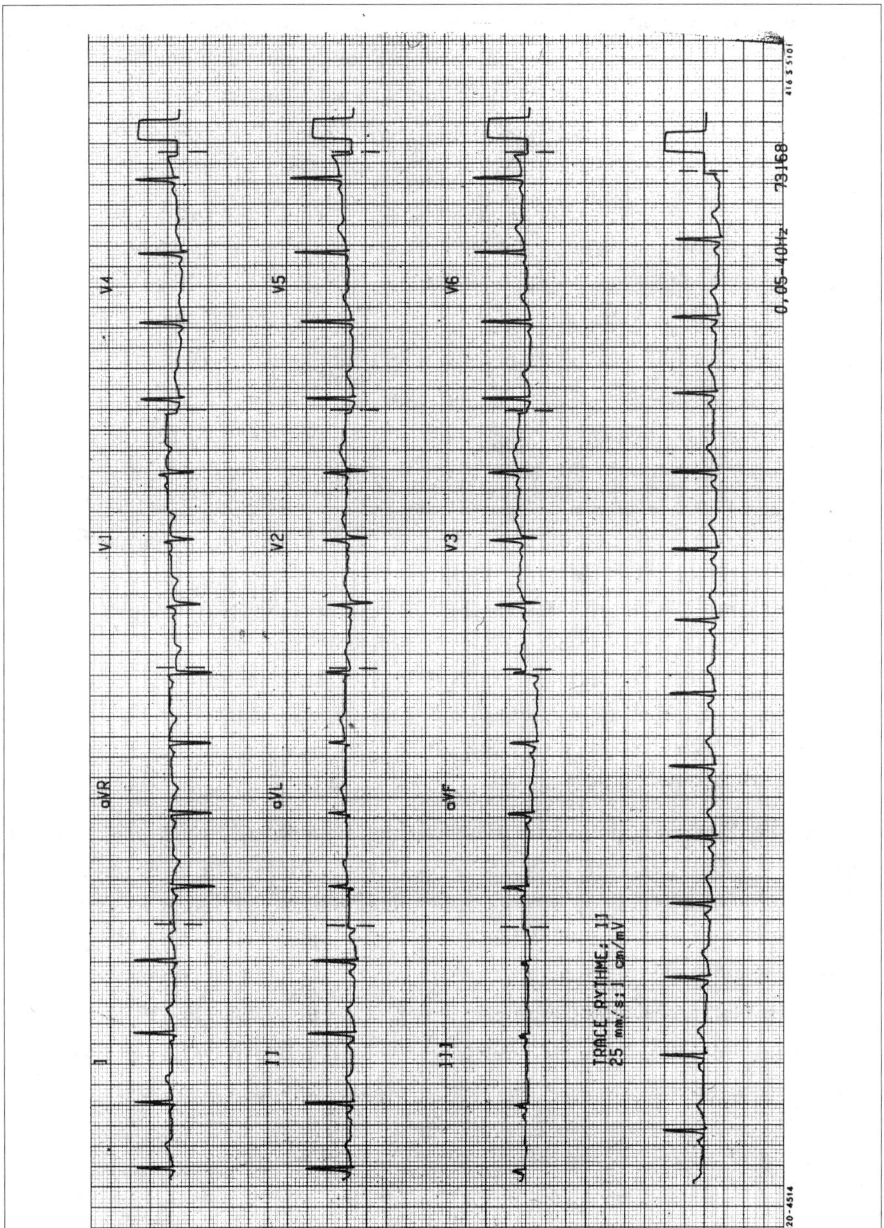

Figure 10 - ECG normal

Le rythme sinusal peut être lent en permanence (bradycardie sinusale) ou être interrompu par des pauses (arrêt sinusal ou bloc sinoauriculaire) soit qu'il manque par intermittence une onde P au milieu du tracé, soit que les ondes P disparaissent brusquement *(voir figure 11)* ; pendant la pause on peut observer soit un tracé plat soit un rythme ventriculaire lent, dit d'échappement.

Dans le bloc auriculoventriculaire, l'activité électrique des oreillettes est normale, mais la conduction auriculoventriculaire est altérée au niveau du nœud auriculoventriculaire (bloc suprahisien), et/ou du faisceau de His (bloc tronculaire) et/ou des deux branches du faisceau de His (bloc infrahisien).

Trois degrés de bloc auriculoventriculaire (BAV) sont possibles :

- le BAV du premier degré : la conduction est anormalement ralentie entre les oreillettes et les ventricules mais n'est pas interrompue ; par suite l'espace PR est allongé mais chaque onde P est suivie d'un complexe QRS ; le bloc du premier degré ne modifie pas le rythme ventriculaire ;
- le BAV du deuxième degré : la conduction des oreillettes vers les ventricules est totalement interrompue par intermittence *(voir figure 12)* ; c'est-à-dire que certaines ondes P ne sont pas suivies de complexe QRS (par exemple, une sur deux dans le bloc 2/1, ou une sur trois dans le bloc 3/2) ;
- le BAV du troisième degré : aucune onde P n'est conduite aux ventricules *(voir figure 13)* ; les oreillettes d'une part et les ventricules (plus lents) d'autre part battent à deux rythmes complètement indépendants, non multiples l'un de l'autre : on dit qu'il y a dissociation auriculoventriculaire.

Les dysfonctions sinusales et les blocs auriculoventriculaires du deuxième et du troisième degré risquent d'entraîner des bradycardies parfois sévères, pouvant aboutir à des syncopes, surtout si le ralentissement cardiaque est brutal.

Tachycardies

On appelle tachycardie l'accélération du rythme cardiaque au-dessus de 100 battements par minute, ce qui correspond à un intervalle RR inférieur à 15 mm.

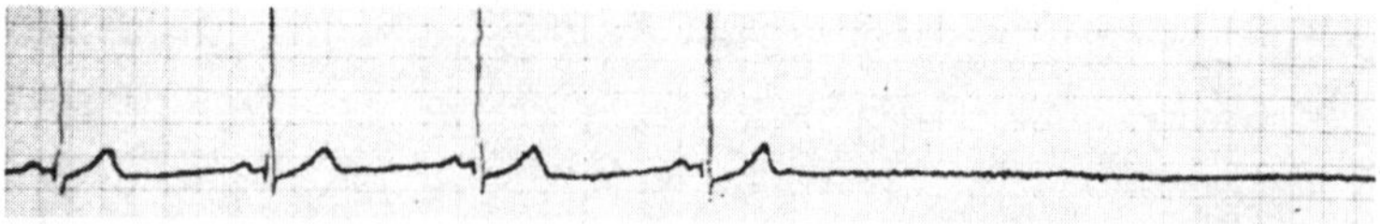

Figure 11 - Arrêt sinusal

Le rythme auriculaire s'arrête brusquement ; il n'y a dans ce cas aucun rythme d'échappement et donc arrêt cardiaque.

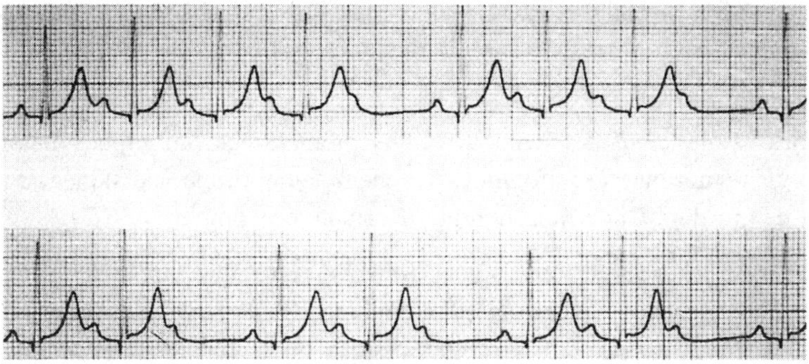

Figure 12 - Bloc auriculoventriculaire du deuxième degré
Certaines ondes P ne sont pas suivies de QRS.

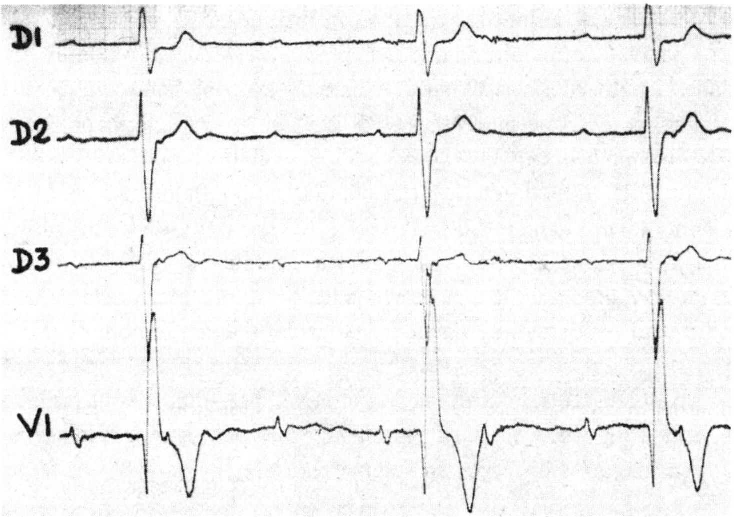

Figure 13 - Bloc auriculoventriculaire du troisième degré
Le rythme auriculaire est assez rapide et régulier (bien visible en V1) mais le rythme ventriculaire est très lent et complètement dissocié de celui des oreillettes.

Un intervalle de 10 mm entre deux complexes consécutifs correspond à un rythme à150/minute et un intervalle de 5 mm à un rythme à 300/minute.

La tachycardie sinusale est une simple accélération du rythme normal. Elle peut se voir dans de nombreuses circonstances : fièvre, anémie, stress, effort, hyperthyroïdie, insuffisance cardiaque, etc.

Les extrasystoles sont des dépolarisations prématurées (anticipées par rapport au complexe normal) et ectopiques (prenant leur origine à distance du nœud sinusal ce qui donne une morphologie anormale au complexe ECG).

Les extrasystoles peuvent être isolées (une extrasystole entre deux battements normaux) ou répétitives réalisant des doublets (2 extrasystoles consécutives) ou des salves. Elles peuvent être sporadiques ou se répéter régulièrement, un battement sur deux (bigéminisme), sur trois (trigéminisme), sur quatre... Elles peuvent être monomorphes (une seule morphologie), dimorphes (deux morphologies différentes) ou polymorphes (plus de deux morphologies différentes).

Les extrasystoles sont donc des battements anormaux qui s'interposent épisodiquement sur le tracé. Selon leur origine, on distingue :
- les extrasystoles auriculaires : ondes P prématurées de morphologie différente des ondes P sinusales ; ces ondes P anormales sont habituellement suivies d'un complexe QRS normal, mais QRS peut aussi être élargi par un bloc de branche ou même manquer (extrasystole auriculaire bloquée) ;
- les extrasystoles jonctionnelles (la dépolarisation prend naissance dans le nœud auriculoventriculaire ou le faisceau de His) : le QRS prématuré a habituellement la même morphologie que les complexes QRS sinusaux, tantôt sans onde P visible, tantôt avec une onde P d'allure rétrograde (négative en D2 et D3) qui peut soit suivre soit précéder de très peu le complexe ventriculaire ;
- les extrasystoles ventriculaires : les complexes prématurés sont larges (3 mm ou plus), non précédés d'onde P, et ont une morphologie différente des complexes ventriculaires observés en rythme sinusal.

De même pour les troubles du rythme plus soutenus, on distingue des tachycardies auriculaires, jonctionnelles ou ventriculaires.

- **Les tachycardies auriculaires sont :**
  - la fibrillation auriculaire : l'activité électrique des oreillettes est complètement désynchronisée, ce qui aboutit à la disparition des ondes P avec ligne de base chaotique et cadence ventriculaire irrégulière *(voir figure 14)* ;
  - la tachycardie atriale (appelée parfois tachysystolie) : on observe une suite régulière d'extrasystoles auriculaires ;

– le flutter auriculaire *(voir figure 15)* : l'activation électrique des oreillettes suit un vaste mouvement circulaire ininterrompu, ce qui donne à la ligne de base un aspect en dents de scie sans retour à la ligne isoélectrique (surtout en D2, D3 et aVF). Le rythme auriculaire est régulier, voisin de 300/minute. La conduction vers les ventricules est souvent régulière 2/1 (fréquence ventriculaire vers 150/minute), ou 3/1 (fréquence ventriculaire vers 100/minute) par exemple, mais parfois irrégulière.

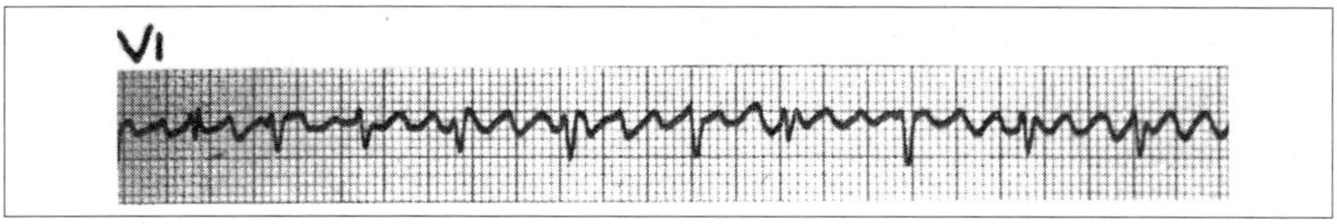

Figure 14 - Fibrillation auriculaire
L'activité auriculaire est anarchique, le rythme ventriculaire très irrégulier.

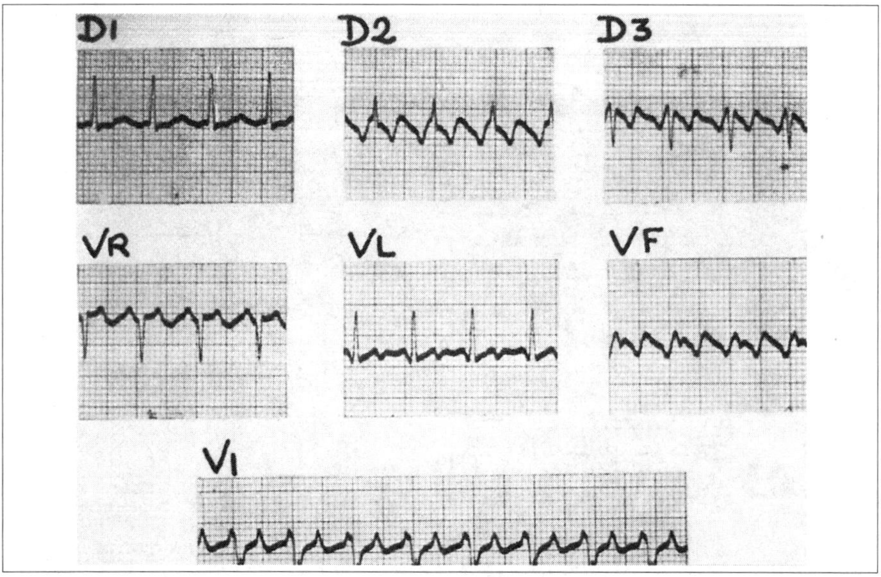

Figure 15 - Flutter auriculaire
L'activité auriculaire est rapide à 300/minute, régulière, en dents de scie ; l'activité ventriculaire est régulière à 150/minute, deux fois moins rapide que celle des oreillettes (la conduction auriculoventriculaire se fait un battement sur deux).

- **Les tachycardies jonctionnelles** ont l'aspect d'une succession régulière d'extrasystoles jonctionnelles *(voir figure 16)*.
- **Les tachycardies ventriculaires** *(voir figure 17)* sont une suite régulière d'extrasystoles ventriculaires, au milieu de laquelle peuvent s'interposer des complexes plus fins identiques aux complexes sinusaux (captures) ou de morphologie intermédiaire entre les complexes normaux et ceux de la tachycardie (fusions).

La fibrillation ventriculaire (*voir figure 18)* entraîne un arrêt cardiaque ; elle donne un aspect anarchique au tracé.

Un arrêt circulatoire peut aussi coïncider avec une tachycardie ventriculaire très rapide.

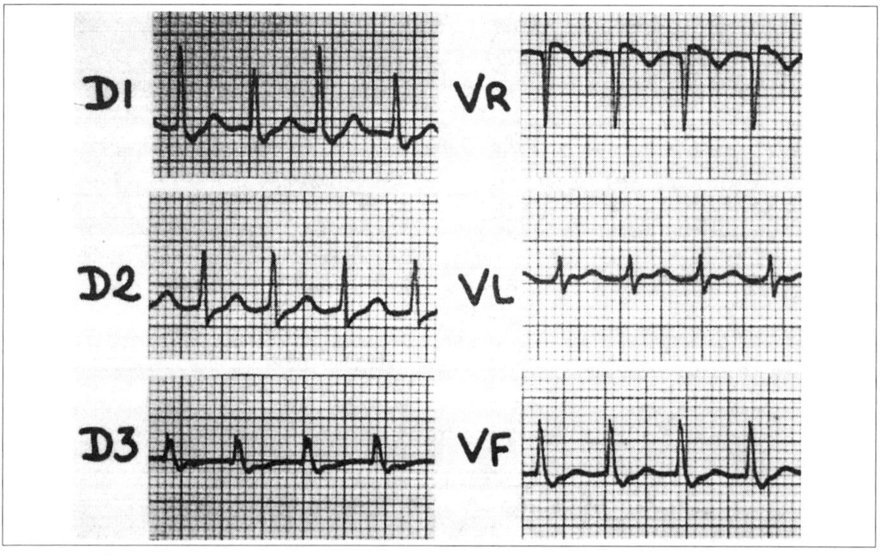

Figure 16 - Tachycardie jonctionnelle
Il s'agit d'une tachycardie régulière à complexes fins ; chaque complexe QRS est suivi de près par une onde P (encoche de ST, bien visible en VR et VF notamment) traduisant l'activation rétrograde des oreillettes.

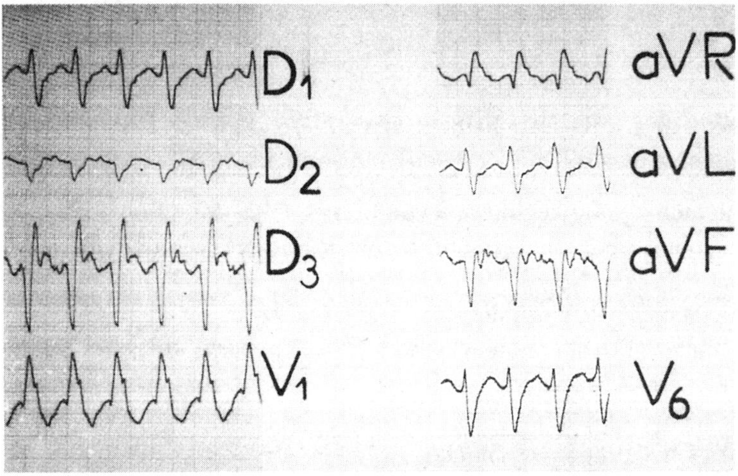

Figure 17 - Tachycardie ventriculaire
Toute tachycardie régulière à complexes QRS larges (durée de QRS supérieure ou égale à 0,12 seconde soit 3 mm) est suspecte d'être une tachycardie ventriculaire. C'est une urgence.

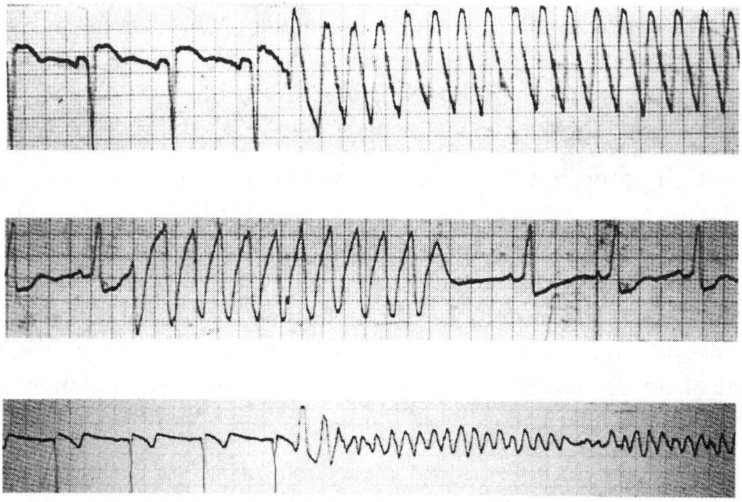

Figure 18 - Fibrillation ventriculaire
Brusquement le tracé devient complètement anarchique. Cet aspect correspond à un arrêt circulatoire : urgence extrême.

Les clés du diagnostic des tachycardies

- **Une tachycardie franchement irrégulière**, sans onde P individualisable, est le plus souvent une fibrillation auriculaire.

- **Une tachycardie régulière à complexes QRS fins** (moins de 0,12 sec soit moins de 3 mm) est une tachycardie supraventriculaire ; ce peut donc être :
  - une tachycardie sinusale ;
  - un flutter auriculaire (activité auriculaire en dents de scie en D2, D3, aVF et/ou V1) ;
  - une tachycardie atriale ;
  - une tachycardie jonctionnelle.

Si les ondes P sont difficiles à voir, en cas de doute diagnostique, le médecin pourra recourir à la stimulation vagale (compression des globes oculaires, massage du sinus carotidien,...) ou à l'injection de Striadyne, ce qui a pour effet de ralentir l'automatisme et la conduction au niveau du nœud sinusal et du nœud auriculoventriculaire.
S'il s'agit d'une tachycardie sinusale, on obtient un simple ralentissement de la tachycardie.
S'il s'agit d'une tachycardie atriale ou d'un flutter, le blocage de la conduction auriculoventriculaire permet l'analyse du rythme auriculaire.
S'il s'agit d'un rythme jonctionnel, le blocage du nœud auriculoventriculaire interrompt brusquement la tachycardie.

- **Une tachycardie régulière à complexes QRS larges** (plus de 0,12 sec soit plus de 3 mm) pose le problème le plus difficile et doit être considérée comme une tachycardie ventriculaire jusqu'à preuve du contraire. Il peut toutefois s'agir d'une tachycardie auriculaire ou jonctionnelle avec trouble de la conduction. Le diagnostic peut nécessiter la stimulation vagale ou l'injection de Striadyne, parfois l'enregistrement de l'activité auriculaire par sonde œsophagienne ou même l'exploration électrophysiologique par cathétérisme cardiaque.

Le diagnostic des troubles du rythme est parfois très difficile et exige un tracé d'excellente qualité technique, réalisé si possible avec un appareil multipiste, et suffisamment long.

Ischémie, lésion, nécrose

Lorsqu'une zone du myocarde est insuffisamment oxygénée, l'ECG va se modifier dans les dérivations qui correspondent à ce territoire.

Si l'hypoxie myocardique est modérée, on observe des signes ECG d'ischémie : les ondes T deviennent pointues, symétriques, et peuvent soit rester positives (ischémie sous-endocardique) soit se négativer (ischémie sous-épicardique).

Si l'hypoxie myocardique est plus marquée, on voit apparaître des signes ECG de lésion. Le courant de lésion est souvent associé à des anomalies des ondes T de type ischémique et se traduit par un sous-décalage (lésion sous-endocardique) ou un sus-décalage (lésion sous-épicardique) du segment ST par rapport à la ligne isoélectrique. Le décalage du segment ST est significatif lorsqu'il atteint au moins 1 mm.

Les signes sous-épicardiques correspondent à une souffrance myocardique plus importante et plus étendue (intéressant une plus grande épaisseur de la paroi).

Si l'hypoxie myocardique est suffisamment intense et prolongée peut apparaître une onde Q (onde négative au début de QRS) profonde, large et souvent crochetée, traduisant une nécrose myocardique *(voir figures 19 et 20).*

La topographie de la portion du ventricule gauche qui souffre peut être déterminée à partir des dérivations intéressées :

- D2, D3, aVF : paroi postérieure (encore appelée inférieure) ;
- D1, aVL, V5, V6 : paroi latérale ;
- V1, V2 : septum interventriculaire ;
- V3, V4 : pointe du cœur ;
- V7, V8, V9 : base du cœur.

ECG d'effort

Les tests d'effort ont un grand intérêt diagnostique dans la maladie coronaire et les troubles du rythme. En reproduisant les conditions d'apparition des signes fonctionnels (douleurs angineuses principalement, mais aussi dyspnée ou parfois palpitations), on cherche à affirmer la présence d'une insuffisance coronaire (apparition à l'ECG d'un sous-décalage du segment ST d'au-moins 1 mm, souvent accompagné d'angor), l'organicité d'une dyspnée (désaturation en oxygène du sang artériel au cours de l'effort) ou à déclencher un trouble du rythme dont on pourra préciser la nature.

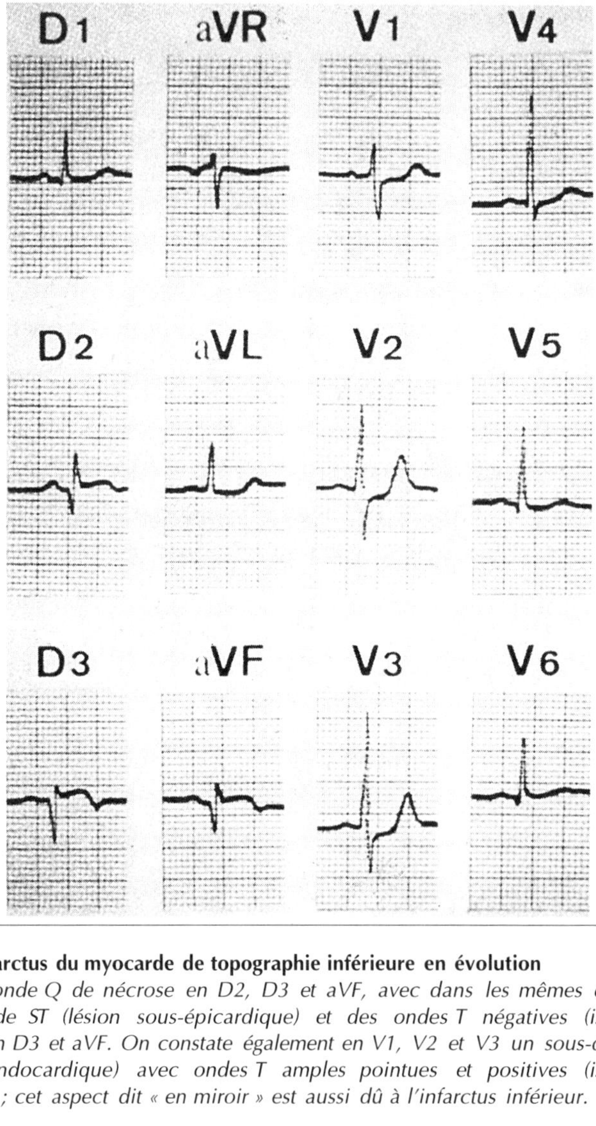

Figure 19 - Infarctus du myocarde de topographie inférieure en évolution
On voit une onde Q de nécrose en D2, D3 et aVF, avec dans les mêmes dérivations un sus-décalage de ST (lésion sous-épicardique) et des ondes T négatives (ischémie sous-épicardique) en D3 et aVF. On constate également en V1, V2 et V3 un sous-décalage de ST (lésion sous-endocardique) avec ondes T amples pointues et positives (ischémie sous-endocardique) ; cet aspect dit « en miroir » est aussi dû à l'infarctus inférieur.

Les tests d'effort servent aussi à l'évaluation de certains traitements, anti-angineux notamment. Enfin les épreuves d'effort permettent de déterminer la capacité d'effort du sujet. Dans certains cas, l'étude de la VO_2max

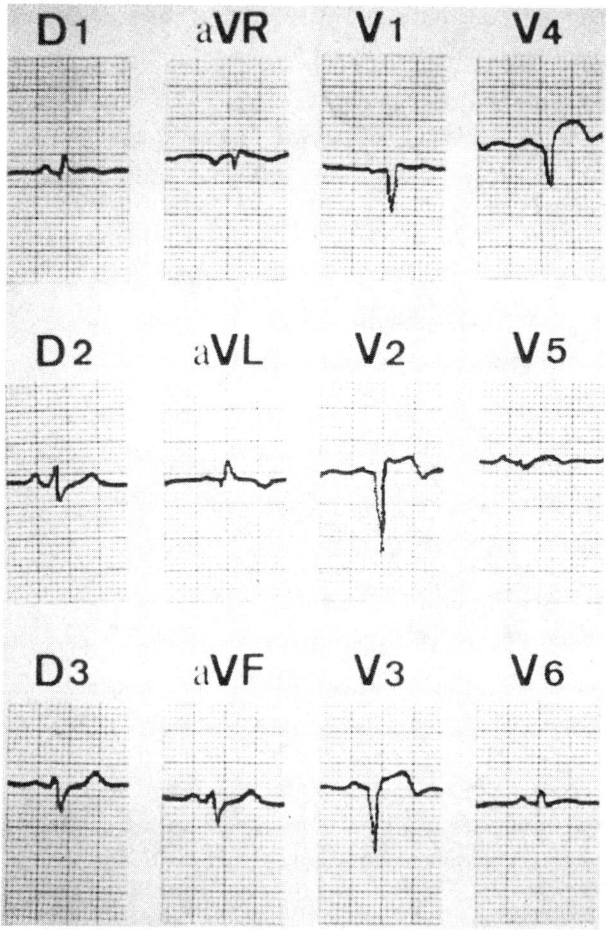

Figure 20 - Infarctus du myocarde de topographie antérieure en évolution
On voit une onde Q de nécrose en V1, V2, V3 et V4 avec sus-décalage de ST (lésion sous-épicardique) et ondes T négatives (ischémie sous-épicardique) dans les mêmes dérivations. Il y a également une ischémie sous-épicardique latérale (D1, aVL, V5).

(consommation d'oxygène par minute pendant un effort le plus intense possible) est utile ; sa mesure nécessite une spirométrie pendant l'effort.

L'effort peut être fait soit sur une bicyclette ergométrique (la résistance opposée aux pédales peut être augmentée par paliers successifs), soit sur tapis roulant (on peut alors accroître le niveau d'effort par accélération du déroulement du tapis et/ou accentuation de sa pente).

L'épreuve doit avoir lieu dans une pièce aérée, sous surveillance scopique de l'ECG. Même si les accidents sont rares, il faut avoir à portée de mains un défibrillateur et un chariot avec les principaux médicaments d'urgence (notamment dérivés nitrés et anti-arythmiques) et le matériel de réanimation (pour plus de détails voir *Chariot d'urgence dans le chapitre « Urgences cardio-vasculaires »*).

Les contre-indications doivent être respectées :
- infarctus du myocarde très récent ;
- angor instable ;
- rétrécissement aortique serré ;
- insuffisance cardiaque sévère ;
- péricardite ;
- sténose serrée du tronc commun de la coronaire gauche ;
- troubles du rythme ventriculaires graves, rebelles au traitement ;
- hypertension artérielle insuffisamment contrôlée ;
- embolie pulmonaire.

Il est indispensable d'obtenir un tracé ECG de bonne qualité technique avec une ligne de base stable pour éviter toute erreur d'interprétation. Pour cela, il faut bien dégraisser à l'éther la peau sur laquelle on place les électrodes et limiter, autant que faire se peut, la mobilité des différents raccords électriques. Les systèmes informatisés facilitent l'analyse du tracé ECG mais ne sont pas à l'abri des artefacts, notamment lorsque le signal est très instable.

L'épreuve est débutée à un niveau d'effort relativement bas, puis l'intensité en est augmentée par paliers successifs de 2 ou 3 minutes, sous surveillance du rythme cardiaque, de l'ECG et de la tension artérielle.

L'effort doit être interrompu dans les circonstances suivantes :
- élévation trop importante de la tension artérielle ;
- troubles du rythme significatifs ;
- absence d'élévation ou baisse de la tension artérielle à l'effort (ce qui traduit une altération sévère de la fonction ventriculaire) ;
- épreuve d'effort positive : sous-décalage de ST significatif, surtout s'il est accompagné d'une douleur de poitrine.

Dans les autres cas, on essaiera d'atteindre la fréquence cardiaque maximale théorique du patient (FMT = 220 - age), mais l'effort est parfois interrompu prématurément par l'épuisement du patient ou son incapacité musculaire à prolonger l'exercice.

Après arrêt de l'effort, la surveillance doit se poursuivre pendant plusieurs minutes (récupération). La survenue d'un malaise vagal n'est pas rare après arrêt brutal de l'effort ; ce malaise régresse rapidement en allongeant le patient membres inférieurs surélevés ; on peut, dans une certaine mesure, le prévenir en poursuivant un effort modéré pendant les premières minutes de récupération.

La durée de l'examen est d'une demi-heure environ. Il ne nécessite pas de préparation ou de surveillance ultérieure sauf cas particulier, et peut être réalisé sans hospitalisation. Selon les cas, le traitement pourra être préalablement suspendu (test diagnostic) ou poursuivi (évaluation d'un traitement).

ECG de longue durée (Holter)

L'enregistrement ECG de longue durée, communément appelé Holter (du nom de celui qui a mis la méthode au point), consiste à enregister l'ECG pendant 24 heures (ou parfois 48 heures) consécutives.

Cette méthode permet de déceler des anomalies paroxystiques quand elles sont relativement fréquentes mais peut passer à côté d'événements très épisodiques. Une autre limite de la méthode est qu'elle n'enregistre habituellement que deux dérivations simultanées. Enfin, l'enregistrement se fait souvent sur une cassette magnétique banale C60 dont la vitesse de déroulement doit être à la fois très lente (pour que l'enregistrement dure effectivement 24 heures) et très régulière (pour que le rythme soit analysable) ; la moindre imperfection sur ce plan gêne considérablement l'interprétation et peut même la rendre impossible.

L'enregistrement peut aussi se faire sur une « mémoire solide » (une carte informatique), ce qui évite les problèmes mécaniques mais a le plus souvent l'inconvénient de nécessiter un prétraitement au fur et à mesure du recueil des données, source possible de pertes d'informations.

Cinq électrodes sont collées sur la poitrine du patient et reliées à l'enregistreur. Celui-ci a la taille d'un petit poste de radio et pèse environ 500 grammes. Le patient en portant cet appareil soit à une ceinture, soit en bandoulière, pourra vaquer à ses occupations coutumières pendant l'enregistrement. Il reviendra le lendemain pour le débranchement. Il est intéressant qu'il note sur une feuille les symptômes ressentis et l'heure à laquelle ils se sont produits pour vérifier les modifications correspondantes éventuelles du tracé. L'interprétation de la bande magnétique nécessite un lecteur informatique et prend environ une demi-heure. On a récemment mis au point des enregistreurs ECG de longue durée à mémoire solide : la bande magnétique est remplacée par une mémoire informatique, ce qui évite les problèmes mécaniques de déroulement de bande ; de plus, l'analyse du tracé se fait au fur et à mesure de l'enregistrement, ce qui raccourcit la lecture lors de l'analyse du résultat.

ECG percritique ambulatoire (R-test)

Lorsque des événements non liés à l'effort sont trop épisodiques pour être saisis par l'ECG de longue durée (Holter) et ne s'accompagnent pas de perte de conscience, on peut confier au patient un système d'ECG percritique ambulatoire (R-test). Ce système permet au patient de déclencher lui-même un enregistrement ECG sur une dérivation lorsque les symptômes se produisent.

ECG de haute amplification (potentiels tardifs)

Le signal ECG est amplifié environ 100 fois plus que lors d'un enregistrement ECG standard. Pour éliminer les parasites on fait une sommation sur une centaine de complexes consécutifs puis un moyennage (l'activité parasite étant aléatoire est estompée par la sommation) au moyen d'un système informatique. On peut ainsi déceler des potentiels de faible amplitude à la fin de la dépolarisation ventriculaire : les potentiels tardifs.

La présence de potentiel tardif signale l'existence d'un substrat arythmogène, c'est-à-dire d'un circuit anormal de l'activation électrique qui, dans certaines conditions, peut être à l'origine de troubles du rythme ventriculaires.

Cet examen est utile dans le postinfarctus, dans le diagnostic de certains troubles du rythme ventriculaires et dans le bilan des syncopes.

PHONOMÉCANOGRAMME

Cet examen consiste à enregistrer les bruits du cœur (en général par deux microphones, l'un placé à la base du cœur et l'autre dans la région apicale) et simultanément un ou plusieurs mécanogrammes. Parmi ces mécanogrammes :

- le carotidogramme enregistre, au moyen d'un capteur placé au cou en regard de l'artère carotide, une courbe dont la morphologie et la chronologie sont celles d'une courbe de pression artérielle ;
- l'apexogramme permet par un capteur placé en regard de la pointe du cœur de repérer notamment le moment de la contraction ventriculaire et de l'ouverture de la valve mitrale ;
- le jugulogramme (avec un capteur placé en regard de la veine jugulaire) ou l'hépatogramme (plus difficile à obtenir par un capteur posé en regard du foie) donnent des courbes analogues à celle de la pression auriculaire droite.

La chronologie des signaux recueillis permet le diagnostic étiologique de bien des souffles et la mesure de certains paramètres de la fonction ventriculaire gauche.

On peut sensibiliser ces examens par des épreuves pharmacodynamiques :
- l'injection de vasoxine (qui est un vasoconstricteur) diminue les souffles d'éjection (correspondant à des sténoses) et augmente les souffles de régurgitation (correspondant à des fuites valvulaires) ;
- inversement, l'inhalation de nitrite d'amyle (dont l'odeur est très désagréable) ou l'injection d'isuprel, qui augmentent le débit cardiaque et ont une action vasodilatatrice, accroissent les souffles d'éjection et diminuent les souffles de régurgitation.

Cet examen garde quelques indications mais est de plus en plus supplanté par l'échographie et le doppler cardiaques.

ÉCHOGRAPHIE ET DOPPLER

De plus en plus indispensables en pathologie cardiovasculaire, l'échographie et le doppler ont en commun l'utilisation des ultrasons.

La sonde (ou transducteur) émet des ultrasons. Ces ultrasons se réfléchissent en partie sur les structures qu'ils rencontrent et retournent vers la sonde. Les échos correspondant aux différentes structures sont décalés dans le temps, ce qui permet de reconstituer leur image : c'est le principe de l'échographie. Les ultrasons, lorsqu'ils traversent un liquide en mouvement, changent de fréquence, ce qui permet d'analyser le sens et la vitesse des flux sanguins, leur caractère laminaire ou turbulent : c'est le principe du doppler cardiovasculaire.

À SAVOIR

L'échographie analyse les structures (valves, cavités cardiaques, parois vasculaires,...) et leurs mouvements, alors que le doppler étudie les flux sanguins (artériel, veineux, transvalvulaire,...).

L'échographie et le doppler sont dénués de risque et totalement indolores.

Les ultrasons ne traversent ni l'air ni l'os. Ceci rend difficile certains examens du cœur (entouré par l'air des poumons et les os de la cage thoracique) et justifie de faire à jeun si possible (afin de diminuer les gaz intestinaux) l'étude des vaisseaux abdominaux et pelviens. Il n'y a pas nécessité d'une préparation particulière par ailleurs.

Échographie et doppler cardiaques

L'examen est effectué en décubitus dorsal ou en décubitus latéral gauche avec enregistrement simultané d'une dérivation ECG (ce qui constitue un repère chronologique pour les accidents échographiques ou doppler).

Des images échographiques peuvent être obtenues par des *fenêtres échographiques* dont les plus courantes sont : parasternale gauche, apicale, sous-xyphoïdienne et suprasternale.

L'échographie bidimensionnelle permet de voir les structures cardiaques dans un plan de coupe, animées de leur mouvement en temps réel.

L'échographie TM (temps-mouvement) permet d'analyser les mouvements des structures rencontrées dans l'axe du faisceau ultrason (axe des *y* sur l'enregistrement) sur une ligne que l'on peut présélectionner sur l'image bidimensionnelle, en fonction du temps (axe horizontal sur l'enregistrement).

On peut ainsi analyser :
- la structure et les mouvements des différentes valves cardiaques ;
- les dimensions et la morphologie des différentes cavités cardiaques, de l'aorte thoracique et de l'artère pulmonaire ;
- la cinétique cardiaque, ventriculaire gauche avant tout ;
- l'épaisseur des parois du cœur ;
- le péricarde.

Si l'on injecte par une veine périphérique des microbulles d'air (obtenues par exemple en agitant fortement du sérum glucosé dans une seringue), on observe de multiples échos au passage des bulles dans les cavités droites ; ces bulles sont ensuite éliminées dans les capillaires pulmonaires. Cette technique appelée **échographie de contraste** permet de mettre en évidence des shunts de droite à gauche (passage des microbulles dans les cavités cardiaques gauches par la communication anormale) ou de gauche à droite (lavage en négatif au sein des échos multiples dus aux microbulles dans les cavités droites).

Le **doppler continu** analyse simultanément tous les flux rencontrés par le faisceau d'ultrasons et permet la meilleure analyse des flux rapides : c'est la technique de choix pour évaluer une sténose valvulaire.

Le **doppler pulsé** ne permet d'analyser qu'une fraction des flux rencontrés par le faisceau d'ultrasons. On peut sélectionner la zone analysée sur l'image échographique bidimensionnelle, ce qui permet de bien localiser le flux étudié.

Le **doppler couleur** superpose sur l'image échographique bidimensionnelle une analyse des flux par codage couleur : les flux sanguins qui se rapprochent du capteur sont colorés en rouge et ceux qui s'en éloignent, en bleu. On peut ainsi analyser le sens des flux sanguins dans tout un plan, ce qui est particulièrement intéressant dans les fuites valvulaires et certaines cardiopathies congénitales.

Enfin, **échographie et doppler cardiaques** sont réalisables **par voie œsophagienne**. La sonde utilisée a une taille voisine de celle d'un fibroscope gastrique. Les images obtenues sont de bien meilleure qualité mais au prix d'un certain inconfort pour le patient (nausées surtout). L'échographie et le doppler transœsophagiens sont donc plutôt réservés aux patients difficiles à examiner par voie transthoracique. Ils sont particulièrement intéressants pour la recherche de thromboses intracardiaques, le diagnostic d'endocardite infectieuse et l'examen des prothèses valvulaires.

Échographie et doppler artériels

L'échographie et le doppler artériels doivent être couplés. L'échographie localise les sténoses et en précise la morphologie. Le doppler évalue le degré de sténose et son retentissement sur les flux artériels d'aval. Le matériel est voisin de celui des examens cardiaques mais une sonde particulière (haute fréquence) est nécessaire.

Cet examen permet le dépistage des sténoses des artères cervicales après accident ischémique cérébral, l'analyse des gros troncs artériels des membres inférieurs quand on suspecte une artérite, dans le diagnostic et la surveillance des anévrysmes artériels ou des fistules artérioveineuses. L'utilisation du doppler pulsé rend accessibles à l'examen les principales artères intracrâniennes (doppler transcrânien).

Échographie et doppler veineux

Le matériel utilisé pour l'examen des artères peut être utilisé pour faire une échographie-doppler des veines. C'est un bon examen non invasif pour le diagnostic de phlébite. Toutefois certaines phlébites des petites veines souspoplitées peuvent échapper à l'examen, notamment si l'observateur est peu entraîné.

SCINTIGRAPHIES

L'examen consiste à injecter un marqueur radioactif par voie veineuse puis, à analyser la région où se fixe le traceur par une gamma-caméra reliée à un ordinateur. Cet examen est anodin, l'irradiation est faible. Les marqueurs utilisés peuvent se fixer sur le myocarde (scintigraphies myocardiques), dans le secteur vasculaire (angioscintigraphie, mesure du débit cardiaque), dans les poumons (scintigraphies pulmonaires).

Scintigraphies myocardiques

Dans la première semaine qui suit l'infarctus du myocarde, on peut marquer le myocarde nécrosé par du pyrophosphate de technetium. Cette technique confirme un infarctus et son étendue.

La scintigraphie myocardique de routine utilise le thallium 201.

Le thallium se fixe sur les zones de myocarde non ischémié ; les zones de nécrose ou d'ischémie apparaissent comme un trou de fixation. L'examen doit être fait préférentiellement à jeun (après un petit déjeuner léger quand il est couplé à un test d'effort).

La procédure habituelle du « thallium d'effort » est la suivante : après mise en place d'une voie veineuse, on fait un test d'effort sur bicyclette sous contrôle

ECG *(cf. ECG d'effort)* ; on injecte le marqueur radioactif environ une minute avant la fin de l'effort ; juste après l'effort on fait un premier enregistrement à l'aide de la caméra à scintillations ; trois à quatre heures après l'effort on fait un deuxième enregistrement dit de redistribution (ce deuxième enregistrement donne les images d'une scintigraphie de repos). Chaque enregistrement dure environ 20 minutes.

Les zones d'infarctus sont hypofixantes tant au repos qu'à l'effort alors que l'hypofixation des zones simplement ischémiques peut s'accentuer ou n'apparaître qu'au cours de l'effort.

Dans certains cas, notamment chez les patients ayant l'incapacité de faire un effort sur bicyclette, on peut remplacer l'épreuve d'effort par une injection de Dipyridamole. Cette injection provoque une vasodilatation coronaire et une accélération cardiaque qui entraînent une hypofixation dans les territoires correspondant à des sténoses coronaires.

Ces examens sont très utiles pour l'analyse de la perfusion myocardique : diagnostic de la maladie coronaire et de sa sévérité, contrôle de la perméabilité d'un pontage ou du résultat d'une angioplastie...

Scintigraphies cavitaires

Le marqueur utilisé est le technetium 99 m. On injecte du pyrophosphate et 30 minutes plus tard, un bolus de technetium 99. On visualise ensuite les différentes cavités cardiaques dont on peut mesurer les volumes et apprécier la cinétique. On peut aussi évaluer la fraction d'éjection et le débit cardiaque, et rechercher des shunts.

Cet examen peut être réalisé au repos puis à différents niveaux d'effort. Sa durée est d'environ une heure. Il peut être fait juste après un thallium (après la redistribution).

Scintigraphies pulmonaires

Les scintigraphies pulmonaires ont un intérêt diagnostique et de surveillance de l'évolution dans les embolies pulmonaires.

La scintigraphie pulmonaire de perfusion objective des trous de fixation dans les zones non irriguées par les branches de l'artère pulmonaire. Elle doit toujours être confrontée à une radiographie pulmonaire récente de face et – si possible – de profil.

La scintigraphie de ventilation montre des trous de fixation dans les territoires non ventilés.

Il est intéressant de comparer la scintigraphie de ventilation et la scintigraphie de perfusion : les territoires suspects d'embolies sont des zones ventilées non perfusées.

SCANNER

À l'heure actuelle, le scanner a peu d'indications en pathologie cardiaque. Il visualise bien le péricarde mais le temps d'acquisition des images est trop long pour une bonne analyse des cavités et des valves cardiaques. Dans les années à venir, le scanner rapide (acquisition des images en 0,05 seconde) pourrait toutefois prendre sa place aux côtés de l'échographie.

Par contre, le scanner est d'un grand intérêt dans la pathologie aortique : diagnostic des dissections et anévrysmes aortiques. Il ne dispense toutefois pas toujours d'une artériographie, notamment lorsqu'un traitement chirurgical est envisagé.

L'angioscanner permet le diagnostic d'embolie pulmonaire lorsqu'elle siège dans les gros troncs mais peut passer à côté de petites embolies distales.

MESURE AMBULATOIRE DE LA TENSION ARTÉRIELLE (HOLTER TENSIONNEL)

Un capteur est placé au bras en regard de l'artère humérale. Ce capteur est sensible aux variations de bruit ou aux oscillations provoquées par le passage du sang dans l'artère. Un brassard en regard de ce capteur est gonflé puis dégonflé à intervalles plus ou moins rapprochés que l'on peut programmer. Les mesures de la pression artérielle ainsi effectuées sont stockées sur une bande ou une carte magnétique. Les mesures sont habituellement étalées sur 24 heures et l'appareil, peu encombrant, permet au sujet de mener des activités sensiblement normales. Le patient peut déclencher lui-même une prise de la tension (par exemple, s'il ressent des symptômes anormaux).

Cette méthode est utile pour identifier les patients hypertendus « vrais » ou pour évaluer l'efficacité d'un traitement antihypertenseur.

TEST D'INCLINAISON (« TILT TEST »)

Cet examen fait partie du bilan des malaises brefs. Il dure environ une heure et ne demande pas de préparation particulière. Il consiste à attacher le patient sur une table que l'on incline à 60°, puis à surveiller le rythme cardiaque et la pression artérielle, battement par battement, à l'aide d'un capteur digital. Une baisse de tension artérielle et/ou un ralentissement cardiaque significatifs sont des signes en faveur de l'origine vasovagale du malaise.

CATHÉTÉRISME CARDIAQUE

Méthodes et principe

Le cathétérisme est une méthode invasive qui, grâce à l'introduction de sondes (ou cathéters) jusque dans les cavités cardiaques, permet l'étude de l'hémodynamique et de l'électrophysiologie cardiaques.

Le cathétérisme droit consiste à introduire une sonde par voie veineuse (souvent fémorale, mais aussi jugulaire, sous-clavière, basilique...) après anesthésie locale par la xylocaïne et à la pousser jusque dans les cavités droites du cœur. On peut ainsi atteindre successivement : l'oreillette droite, le ventricule droit, l'artère pulmonaire et ses branches.

Le cathétérisme gauche comporte un peu plus de risques car la sonde est introduite par voie artérielle. On ponctionne habituellement l'artère fémorale, parfois la radiale, l'humérale ou l'axillaire, après anesthésie locale. La sonde est poussée à contre-courant (on parle souvent de cathétérisme rétrograde) jusque dans l'aorte et à travers l'orifice aortique dans le ventricule gauche.

L'oreillette gauche ne peut pas être atteinte par cathétérisme rétrograde. Souvent chez l'enfant elle peut être atteinte par le foramen ovale (qui se ferme normalement à la naissance mais laisse habituellement passer une sonde de l'oreillette droite à l'oreillette gauche dans les premières années de la vie), ce qui évite la plupart du temps le cathétérisme par voie artérielle. Cette éventualité est beaucoup plus rare à l'âge adulte où l'on ne peut habituellement passer dans l'oreillette gauche que par une technique particulière : le cathétérisme transseptal (à l'aide d'un cathéter placé dans l'oreillette droite, on perfore le septum interauriculaire avec une aiguille qui sert ensuite de guide pour introduire le cathéter dans l'oreillette gauche).

Dans certains cas, enfin, on peut être amené à faire un cathétérisme transpariétal avec ponction ventriculaire directement à travers la paroi thoracique.

Par cathétérisme on peut :
- mesurer les pressions dans les différentes cavités cardiaques et les gros vaisseaux ;
- évaluer le débit cardiaque ;
- faire des prélèvements sanguins, par exemple pour oxymétrie (ce qui permet notamment de rechercher un shunt) ;
- injecter sélectivement dans telle ou telle cavité un produit opaque aux rayons X pour faire une angiographie ;
- enregistrer l'ECG intracardiaque ;
- stimuler électriquement le cœur au moyen d'un pacemaker, etc.

Le cathétérisme est la méthode de référence pour évaluer la fonction cardiaque et pour le diagnostic de gravité des valvulopathies.

Recueil des données hémodynamiques

Les pressions sont habituellement mesurées par un manomètre à tête de pression externe relié à la lumière d'un cathéter ; la pression mesurée est alors celle de la cavité où s'ouvre l'orifice distal de la lumière du cathéter. Parfois, on utilise un micromanomètre électronique dont le capteur est situé à l'extrémité distale de la sonde (cathéter Millar).

Le cathétérisme droit permet de mesurer les pressions dans :
- l'oreillette droite : moyenne (normale < 10 mmHg) ;
- le ventricule droit : systolique (normale < 25 mmHg)
télédiastolique (normale < 10 mmHg) ;
- l'artère pulmonaire : systolique (normale < 25 mmHg)
diastolique (normale < 10 mmHg)
moyenne (normale < 20 mmHg) ;
- le capillaire pulmonaire : moyenne (normale < 10 mmHg).

La pression capillaire pulmonaire est obtenue soit en poussant le cathéter jusqu'à une branche artérielle pulmonaire d'un calibre si petit que la sonde l'obstrue, soit en gonflant un ballonnet qui va obturer la branche de l'artère pulmonaire en amont de l'orifice distal du cathéter. On mesure alors une pression des cavités situées en aval de l'artère pulmonaire : c'est dire que la pression capillaire pulmonaire peut être assimilée à celle de l'oreillette gauche.

Dans les cavités gauches, on mesure la pression :
- aortique : systolique (normale 90-150 mmHg)
  diastolique (normale < 100 mmHg)
  moyenne ;
- ventriculaire gauche : systolique (normale 90-150 mmHg)
  télédiastolique
  (normale < 10 mmHg).

Le débit cardiaque peut être mesuré :
- par thermodilution : on injecte une quantité donnée de sérum froid en bolus dans l'oreillette droite et une machine calcule le débit cardiaque automatiquement à partir de la courbe de température recueillie dans l'artère pulmonaire ;
- par la méthode de Fick : on prélève simultanément du sang veineux mêlé dans l'artère pulmonaire et du sang artériel systémique pour dosage des concentrations en oxygène, ce qui permet d'évaluer la différence artérioveineuse en oxygène (ou DAV) ; on mesure la consommation d'oxygène du patient (ou VO2) par spirométrie ; le débit cardiaque est égal à VO2 que divise DAV.

Le débit cardiaque divisé par la surface corporelle (la surface corporelle est évaluée à partir du poids et de la taille à l'aide d'abacques) est l'index cardiaque. L'index cardiaque normal est 3,5 ± 0,6 litres/minute/ m^2. Le débit cardiaque divisé par la fréquence cardiaque est le volume d'éjection systolique.

Les pressions peuvent être abaissées en cas d'hypovolémie et/ou de bas débit.

Une augmentation des pressions diastoliques traduit une insuffisance cardiaque d'autant plus sévère que les chiffres sont plus élevés et que le débit cardiaque est plus abaissé.
Un gradient de pression de part et d'autre d'une valve cardiaque à un temps où elle est normalement ouverte signe un rétrécissement valvulaire. Par exemple, un gradient de pression systolique entre ventricule gauche et aorte témoigne d'un rétrécissement aortique ; un gradient de pression diastolique entre ventri-

cule gauche et oreillette gauche affirme un rétrécissement mitral. Le gradient est d'autant plus élevé que le rétrécissement est serré et que le débit transvalvulaire est important.

Angiocardiographies

Les angiographies consistent à filmer des images du cœur par radiocinéma (50 images par seconde) pendant l'injection d'un produit de contraste opaque aux rayons X dans l'une des cavités cardiaques ou dans les gros vaisseaux.

L'angiographie ventriculaire gauche (injection dans le ventricule gauche) donne des images de la cavité ventriculaire gauche tout au long du cycle cardiaque. On peut ainsi calculer son volume et sa fraction d'éjection, analyser sa cinétique. On peut aussi rechercher et quantifier une insuffisance mitrale (reflux du produit opaque du ventricule dans l'oreillette gauche), mettre en évidence une communication interventriculaire (passage du produit de contraste du ventricule gauche dans le ventricule droit) et visualiser la partie initiale de l'aorte.

L'angiographie ventriculaire droite (injection dans le ventricule droit) permet l'analyse des dimensions et de la cinétique du ventricule droit, peut révéler une insuffisance tricuspide (reflux du produit de contraste dans l'oreillette droite) et donne des images de la voie artérielle pulmonaire puis des cavités cardiaques gauches et de l'aorte.

L'angiographie sus-sigmoïdienne (injection dans la racine de l'aorte) recherche une insuffisance aortique (régurgitation de produit de contraste de l'aorte dans le ventricule gauche) et donne des images de l'aorte thoracique et de ses branches à destinée brachiocéphalique.

Coronarographie

La coronarographie est le seul examen de pratique courante capable de visualiser les artères coronaires et leurs lésions. C'est donc un examen indispensable chaque fois qu'un traitement non médical de l'angor est envisagé. La coronarographie est parfois nécessaire pour vérifier le diagnostic d'insuffisance coronaire ou pour en apprécier la sévérité.

L'examen consiste à opacifier sélectivement et à filmer sous plusieurs incidences (radiocinéma) les artères coronaires droite et gauche. Il est habituellement couplé à une angiographie ventriculaire gauche *(cf. supra)*. L'examen est effectué sous contrôle permanent de l'ECG et de la pression artérielle sanglante.

Une sténose coronaire est significative si le rétrécissement du diamètre artériel dépasse 50 %. Cette sténose peut alors justifier un geste de revascularisation (pontage ou angioplastie) si le lit d'aval est en bon état et suffisamment étendu.

Les sténoses significatives du tronc commun de la coronaire gauche sont graves et nécessitent un traitement chirurgical.

Les lésions coronaires sont classées en mono, bi ou tritronculaires selon qu'elles intéressent un, deux ou les trois réseaux suivants : réseau coronaire droit, réseau circonflexe, réseau interventriculaire antérieur.

Exploration électrophysiologique intracardiaque

L'exploration électrophysiologique intracardiaque nécessite la mise en place de 1 à 4 sondes à électrodes par voie veineuse dans les cavités cardiaques.

L'un des cathéters est placé à la jonction du ventricule et de l'oreillette droite de façon à enregistrer entre le potentiel auriculaire (A) et le potentiel ventriculaire (V) une onde rapide correspondant à la dépolarisation du faisceau de His (H). Cet enregistrement permet le diagnostic topographique des blocs auriculo-ventriculaires :

- suprahisien (au niveau du nœud auriculo-ventriculaire) avec anomalie de AH ;
- tronculaire (dans le tronc du faisceau de His) avec anomalie du potentiel H lui-même ;
- infrahisien (en aval du tronc du faisceau de His) avec anomalie de HV.

Il peut s'agir d'un simple allongement de l'intervalle considéré (bloc du premier degré) ou d'une interruption complète de la conduction (bloc du deuxième ou du troisième degré) avec absence de potentiel ventriculaire. Les blocs bas situés (tronculaires et infrahisiens) sont plus graves.

Les autres sondes peuvent être placées dans l'oreillette droite, dans le sinus veineux coronaire (c'est la principale veine coronaire ; elle passe contre l'oreillette gauche) pour permettre un enregistrement ECG et/ou la stimulation cardiaque.

On peut ainsi analyser le fonctionnement du nœud sinusal, rechercher et étudier d'éventuelles voies anormales de conduction entre les oreillettes et les ventricules, enfin analyser, déclencher ou interrompre des troubles du rythme.

L'examen est souvent complété par une épreuve de stimulation vagale (massage sinocarotidien par exemple, ou injection intraveineuse flash de Striadyne) et des tests pharmacologiques (Atropine qui est un vagolytique, Ajmaline qui bloque la conduction infrahisienne, antiarythmiques...).

Dans certains cas, on devra laisser en place en fin d'examen une sonde de stimulation cardiaque externe temporaire (en attendant l'implantation définitive d'un pacemaker).

Préparation et surveillance du patient

L'examen a trois risques essentiels :
- le déclenchement d'un trouble du rythme ;
- la survenue d'un accident thrombo-embolique ;
- un hématome de la région ponctionnée.

Ceci explique la nécessité de disposer d'un matériel d'urgence avec défibrillateur dans toute salle de cathétérisme.

Le problème des anticoagulants est très discuté. Toutefois, un hématome au point de ponction, relativement rare si la compression vasculaire a été bien faite en fin d'examen après retrait des sondes, est habituellement bénin ; par contre les accidents thrombo-emboliques sont volontiers invalidants et parfois mortels ; ceci plaide en faveur d'un traitement anticoagulant préventif.

L'examen est fait sous anesthésie locale de la région ponctionnée chez l'adulte. Il est pratiquement indolore mais parfois long. L'injection du produit de contraste lors des angiographies provoque une bouffée de chaleur généralisée, brève mais souvent intense.

Chez l'enfant, une anesthésie générale est habituellement nécessaire.

Avant un cathétérisme cardiaque

- L'état clinique, artériel et veineux notamment, doit être minutieusement contrôlé.
- Les zones de ponction doivent être préparées (nettoyage et rasage large des deux aines en cas de cathétérisme par voie fémorale).

- Les examens complémentaires doivent être contrôlés :
  - groupe sanguin ;
  - hémogramme avec plaquettes ;
  - tests de coagulation (TP, TCA) ;
  - créatininémie ;
  - radiographie de thorax ;
  - ECG.

- Le patient doit être laissé à jeun depuis au moins 6 heures (ce qui n'empêche pas de lui donner ses médicaments habituels avec une gorgée d'eau, sauf prescription médicale inverse). Les biguanides (c'est-à-dire certains antidiabétiques oraux) doivent être si possible interrompus 48 heures avant l'examen lorsqu'une angiographie est prévue.
- Une voie veineuse doit être mise en place.

Après l'examen

- Un ECG doit vérifier l'absence de trouble du rythme ou d'ischémie.
- L'alimentation doit être différée de 6 heures après l'examen quand il y a eu injection d'un produit de contraste (angiographie) en raison des risques de vomissements ; dans le cas contraire elle peut être proposée rapidement.
- On surveille :
  - le point de ponction (saignement extériorisé, hématome) ;
  - l'aspect, la coloration, la température, les pouls distaux du membre ponctionné ;
  - la conscience (complication neurologique ?) ;
  - le pouls et la tension artérielle (choc hémorragique ?).

- Le patient doit rester au lit 12 à 24 heures après l'examen (quand il a été réalisé par voie fémorale) et éviter une mobilisation trop importante du membre ponctionné (risque d'hémorragie au point de ponction).
- Le lendemain de l'examen, il est habituel de faire un bilan biologique comportant notamment la recherche d'une anémie (surtout en cas de complication hémorragique) et un dosage de la créatininémie (car une injection de quantité importante de produit de contraste peut entraîner une insuffisance rénale aiguë).

RADIOGRAPHIES VASCULAIRES

Les vaisseaux ne sont pas visibles sur une radiographie sans préparation. Pour les analyser, on doit injecter un produit opaque aux rayons X en amont de la zone à étudier et faire des clichés successifs à une cadence rapide.

Artériographies

Les artériographies sont les examens de radiographie vasculaire au cours desquels l'injection de produit de contraste opaque aux rayons X est effectuée directement dans une artère, soit par ponction directe à l'aiguille, soit par une technique analogue à celle du cathétérisme cardiaque. On visualise ainsi les artères en aval du site d'injection.

L'injection peut être faite :

- Dans l'aorte (aortographie, encore appelée artériographie globale), on visualise un segment de l'aorte et plusieurs de ses branches :
  - une injection dans la crosse aortique (« gerbe aortique ») permet une étude de l'aorte thoracique et de ses branches à destinée brachiocéphalique ;
  - une injection dans l'aorte abdominale visualise l'aorte elle-même, mais aussi les artères rénales, celles de l'appareil digestif et du bassin, et les artères des membres inférieurs (si l'on utilise des plaques photographiques de dimensions suffisantes).
- Sélectivement dans un seul tronc artériel : carotidien, mésentérique, rénal, etc.

L'angiographie numérisée comporte en outre un traitement informatique des images qui permet d'accentuer le contraste des zones opacifiées lors de l'injection. Ce procédé permet parfois de se contenter d'une injection intraveineuse, plus souvent de diminuer la taille de la sonde et la quantité de produit de contraste utilisées. Il en résulte un moindre risque pour le patient.
Les artériographies permettent de rechercher les sténoses ou les anévrysmes artériels, d'en préciser le siège et l'étendue, de vérifier l'état des vaisseaux situés en aval de ces lésions. La préparation et la surveillance sont les mêmes que pour un cathétérisme cardiaque gauche.

Angiographie pulmonaire

C'est une angiographie dont l'injection est faite dans le tronc de l'artère pulmonaire (que l'on atteint après ponction veineuse par cathétérisme cardiaque droit) ou sélectivement dans l'une de ses branches. L'injection peut également être faite dans les cavités cardiaques droites.

L'angiographie pulmonaire est l'examen de référence pour le diagnostic des embolies pulmonaires.

La préparation et la surveillance sont les mêmes que pour le cathétérisme cardiaque droit.

Phlébographie et cavographie

Pour la phlébographie, l'injection est faite simultanément par les veines du dos des deux pieds. C'est l'examen de référence pour le diagnostic de phlébite des membres inférieurs. Il précise l'extension de la thrombose éventuelle et permet souvent de visualiser la veine cave. La ponction du dos des pieds est souvent douloureuse et pénible.

Dans certains cas, pour visualiser la veine cave, on devra compléter l'examen par une cavographie avec injection de produit de contraste par voie veineuse fémorale.

IMAGERIE PAR RÉSONANCE MAGNÉTIQUE NUCLÉAIRE

L'imagerie par résonance magnétique nucléaire (IRM ou encore RMN) a sûrement un grand avenir en cardiologie. Elle réalise des coupes du cœur ou des vaisseaux dans n'importe quel plan ; les parois des artères et le sang qui y circule sont parfaitement visualisables sans injection de produit de contraste ni exposition aux rayons X. L'angiographie par résonance magnétique (ARM) tend à remplacer l'artériographie classique pour l'étude des vaisseaux cervicaux et encéphaliques ; elle est très utile pour l'étude des vaisseaux intra-abdominaux et de l'aorte ; par contre elle ne permet pas une bonne analyse des vaisseaux intrathoraciques qui sont soumis aux mouvements cardiaques et respiratoires. C'est un examen non invasif qui peut être réalisé en ambulatoire.

Les indications de ces examens sont actuellement limitées par le faible nombre des appareils d'IRM disponibles en France. En outre, cette technique d'imagerie est encore en cours d'évaluation (fiabilité des résultats encore à l'étude).

Ces examens sont contre-indiqués chez les patients porteurs de stimulateurs cardiaques.

CHAPITRE 4

Principales affections cardiovasculaires

INSUFFISANCE CORONAIRE

L'insuffisance coronaire est définie par un défaut d'irrigation du myocarde provoqué par une altération de la circulation artérielle coronaire.

L'insuffisance coronaire se traduit cliniquement par des douleurs de poitrine (ou angor). Selon les caractères de l'angor et les signes qui l'accompagnent, on distingue :

- l'angor stable : les douleurs restent relativement rares et peu gênantes ;
- l'angor invalidant : les douleurs sont fréquentes et gênent considérablement la vie courante mais ne se sont pas aggravées récemment ;
- l'angor instable (encore appelé « syndrome de menace » parce qu'il risque d'évoluer rapidement vers l'infarctus du myocarde) : l'angor est apparu ou s'est aggravé récemment ;
- l'infarctus du myocarde : l'angor a été suffisamment sévère et prolongé pour qu'une partie des cellules myocardiques soit nécrosée de façon irréversible.

L'insuffisance coronaire peut évoluer vers l'insuffisance cardiaque. La mort subite est possible à n'importe quel stade de la maladie.

Le but du traitement de l'insuffisance coronaire est non seulement d'allonger la survie et d'empêcher les douleurs de poitrine mais aussi de préserver la pompe ventriculaire gauche en évitant l'infarctus ou sa récidive et en limitant la taille de la nécrose quand elle vient à se produire.

Étiologie et facteurs de risque

L'insuffisance coronaire a pour cause essentielle l'athérosclérose coronaire.

L'athérosclérose est le développement dans la paroi artérielle d'une plaque : accumulation de lipides puis prolifération et épaississement des fibres élastiques avec atrophie des cellules conjonctives. Les lésions athéroscléreuses prédominent aux bifurcations artérielles. Elles diminuent le calibre artériel. La sténose (ou rétrécissement) ainsi formée peut s'accentuer brusquement par formation d'un thrombus au contact de la plaque athéroscléreuse ou à la suited'une hémorragie dans l'épaisseur de la paroi artérielle au voisinage de la lésion.

POUR COMPRENDRE

Le flux des artères coronaires doit apporter de l'oxygène au myocarde en quantité suffisante pour que les oxydations intracellulaires puissent produire l'énergie nécessaire à la contraction cardiaque. Un équilibre est donc nécessaire entre les apports et les besoins myocardiques en oxygène. Cet équilibre peut être rompu par deux mécanismes parfois intriqués :

- l'augmentation des besoins myocardiques sans possibilité d'une augmentation suffisante des apports d'oxygène (c'est ce qui se produit par exemple en cas de sténose athéromateuse : le débit peut être suffisant au repos mais le rétrécissement, s'il est important, risque d'empêcher une augmentation suffisante du débit coronaire au cours d'un effort) ;
- la diminution des apports sanguins au myocarde (par exemple en raison d'un spasme sur une artère coronaire, ou d'une oblitération de l'artère par un thrombus).

Les apports d'oxygène sont alors insuffisants par rapport aux besoins : on dit qu'il y a ischémie myocardique.

L'ischémie myocardique peut entraîner :

- une douleur de poitrine ;
- des modifications de la repolarisation à l'ECG ;
- la libération dans les veines coronaires de produits du catabolisme anaérobie, acide lactique notamment.

Si l'ischémie est profonde et prolongée, elle peut aboutir àla nécrose, c'est-à-dire à la mort des cellules myocardiques : c'est ce que l'on appelle l'infarctus du myocarde. Cette zone nécrosée, qui devient une cicatrice fibreuse, est incapable de se contracter, ce qui diminue la fonction ventriculaire gauche (c'est-à-dire la capacité de la pompe cardiaque à assurer un débit suffisant) de façon d'autant plus importante que l'infarctus est plus étendu.

L'insuffisance coronaire peut aussi être due à des spasmes des artères du réseau coronaire. Toutefois, le spasme coronaire est souvent intriqué avec des lésions athéroscléreuses ; les spasmes se produisent alors préférentiellement au niveau des lésions artérielles fixes.

On ne connaît pas la cause de l'athérosclérose, mais certains facteurs qui lui sont souvent associés pourraient favoriser son apparition et son développement.

On les appelle les facteurs de risque vasculaire. Certains facteurs de risque ne sont pas modifiables :
• sexe masculin ;
• âge avancé ;
• notion familiale de maladie athéroscléreuse ;
• stress.

Par contre, on peut agir sur :
• les hypercholestérolémies et hypertriglycéridémies (régime et médicaments hypolipémiants) ;
• le diabète sucré (régime, hypoglycémiants oraux, voire insuline) ;
• le tabagisme (qu'il faut arrêter définitivement) ;
• l'hypertension artérielle (médicaments antihypertenseurs) ;
• la sédentarité (entraînement physique en endurance : marche, jogging, cyclisme, natation, ski de fond…).

On peut espérer de l'action sur ces facteurs une diminution du risque d'accident cardiovasculaire, coronarien notamment. L'efficacité dans ce domaine du traitement des hypercholestérolémies et de l'arrêt du tabac est d'ailleurs largement démontrée.

Angor stable

Signes

Typiquement, l'angor stable se manifeste par des douleurs angineuses d'effort. Il s'agit d'une douleur de poitrine :
• constrictive en étau ;
• rétrosternale ou en barre horizontale ;
• irradiant souvent aux épaules, au membre supérieur gauche, au cou, à la mâchoire ;
• liée à l'effort (la douleur apparaît à l'effort, augmente si l'on poursuit l'effort, oblige à l'arrêt de l'effort et disparaît en quelques minutes après cet arrêt) ;
• nitrosensible (la douleur cède en 3 minutes ou moins après administration sublinguale de dérivés nitrés).

L'examen clinique et l'ECG sont habituellement normaux en dehors des crises : le diagnostic repose, en grande partie, sur l'interrogatoire.

Lorsque la douleur est atypique, l'ECG percritique, le test d'effort ou la scintigraphie myocardique (Thallium d'effort ou Thallium avec test au dipyridamole) permettent le diagnostic en montrant des signes d'ischémie myocardique.

Traitement

Le traitement est médical, associant :

- le traitement des facteurs de risque ;
- les dérivés nitrés sublinguaux en cas de crise ;
- des médicaments antiangineux à titre préventif de la crise : bêtabloquants, inhibiteurs calciques, dérivés nitrés retard (per os ou percutanés), CORVASAL, CORDARONE, etc. en fonction de chaque cas ;
- pour certains antiagrégants plaquettaires, petites doses d'aspirine par exemple (les anticoagulants au long cours sont par contre pratiquement abandonnés dans cette indication).

Particulièrement en cas de doute diagnostique, suspicion d'une sténose du tronc commun de la coronaire gauche ou de lésions tritronculaires sévères, mais aussi simplement parce que l'on constate la présence de signes d'ischémie d'effort, une coronarographie peut être proposée pour vérifier l'importance des lésions coronaires et discuter d'un éventuel geste de revascularisation.

Une angioplastie est de plus en plus souvent proposée, bien que son effet sur la survie ne soit pas définitivement établi. Il faut savoir que dans l'angor stable la survie n'est significativement améliorée par la chirurgie que dans certaines catégories de lésions :

- les sténoses du tronc commun de la coronaire gauche ;
- les lésions tritronculaires avec certains critères cliniques de gravité ;
- et, semble-t-il, certains rétrécissements serrés très proximaux de l'artère interventriculaire antérieure.

Angor invalidant

Signes

Sans que la situation soit aiguë ou ne s'accélère, les douleurs sont fréquentes, surviennent pour des efforts modérés ou minimes voire spontanément, et gênent l'activité quotidienne.

L'ECG montre souvent une ischémie même entre les crises. L'épreuve d'effort est positive pour un niveau d'effort modeste.

Traitement

L'attitude thérapeutique est alors plus aggressive. L'inefficacité du traitement médical conduit à la coronarographie pour préciser les lésions coronaires, leur siège, leur lit d'aval. Un geste de revascularisation (pontage aortocoronaire ou angioplastie selon les cas) est proposé s'il est techniquement réalisable. En effet, la revascularisation myocardique est l'un des traitements antiangineux les plus efficaces.

Angor instable

Signes

On réunit sous le terme d'angor instable des situations cliniques diverses correspondant à une insuffisance coronaire aiguë n'évoluant pas immédiatement vers la nécrose :

- angor de novo : apparition récente (depuis moins de deux mois) d'une angine de poitrine ;
- aggravation d'un angor ancien : les douleurs surviennent lors d'efforts de moins en moins importants ou même deviennent spontanées, elles sont plus fréquentes, plus prolongées, plus intenses, cèdent plus difficilement à la prise sublinguale de dérivés nitrés ;
- syndrome intermédiaire : survenue d'une douleur angineuse spontanée prolongée (durant environ 15 à 30 minutes).

Le risque de l'angor instable est la survenue prochaine d'un infarctus du myocarde, ce qui explique qu'on le dénomme parfois syndrome de menace ou syndrome prémonitoire.

L'examen clinique est habituellement normal. L'ECG peut être normal ou peu altéré (anomalies des ondes T) en dehors des crises : un tracé normal en dehors des crises n'élimine pas le diagnostic d'angor instable. Par contre, l'ECG percritique révèle presque toujours des anomalies significatives, en général à type de sous-décalage du segment ST.

L'angor de Prinzmetal est une forme particulière d'angor instable dont les crises, habituellement spontanées, volontiers sévères, parfois syncopales, sont marquées à l'ECG par un sus-décalage du segment ST qui disparaît après la crise sans évolution vers la nécrose. L'angor de Prinzmetal est dû à un spasme d'une artère coronaire.

L'angor instable se distingue de l'infarctus du myocarde par l'absence d'apparition d'ondes Q de nécrose à l'ECG et l'absence d'élévation des enzymes cardiaques *(voir page 45)*.

Traitement

Le but du traitement est d'empêcher la survenue d'un infarctus du myocarde. Une attitude thérapeutique agressive est justifiée par le mauvais pronostic spontané de l'angor instable.

Le traitement comporte l'hospitalisation en secteur de soins intensifs avec :
- repos strict au lit ;
- perfusion garde-veine ;
- administration d'héparine et/ou d'aspirine (pour éviter la thrombose coronaire) ;
- traitement antiangineux intensif pouvant associer selon les cas : dérivés nitrés (éventuellement en perfusion), inhibiteurs calciques, bêtabloquants, etc. ;
- surveillance monitorée du rythme cardiaque ;
- surveillance des signes de pancarte : pouls, tension artérielle, température ;
- surveillance quotidienne – les premiers jours – des enzymes cardiaques et de l'ECG ;
- enregistrement ECG à toute modification de la symptomatologie et notamment : en cas de douleur il faut refaire un ECG, puis donner des dérivés nitrés sublinguaux (par exemple une bouffée d'un spray) et refaire un ECG quelques minutes plus tard pour juger de leur effet sur la douleur et les éventuelles anomalies de l'ECG.

Très souvent, surtout chez le sujet jeune, une coronarographie est envisagée. Il est préférable de ne la faire qu'après stabilisation de l'angor car les risques sont alors moindres tant pour l'examen lui-même que pour un éventuel geste de revascularisation. Toutefois, la coronarographie est parfois nécessaire en urgence lorsque les douleurs se reproduisent malgré un traitement médical considéré comme maximal.

Un pontage aortocoronaire ou une angioplastie seront proposés s'ils sont techniquement réalisables car dans l'insuffisance coronaire aiguë un geste de revascularisation myocardique améliore le pronostic vital (sauf peut-être dans l'angor de Prinzmetal).

Lorsqu'un geste chirurgical est plus difficilement envisageable (âge supérieur à 70 ans, affection sévère associée, mauvais état général...) la coronarographie n'est proposée que la main forcée par l'échec du traitement médical. Toutefois, l'angioplastie est une alternative au pontage particulièrement intéressante sur ce terrain, ce qui tend actuellement à élargir les indications de la coronarographie, notamment chez les patients âgés en bon état général.

Infarctus du myocarde

L'infarctus du myocarde est la nécrose ischémique d'un territoire coronarien. C'est l'une des premières causes de mortalité en France, mais son pronostic a été grandement amélioré par la thrombolyse précoce.

Signes

L'infarctus du myocarde peut marquer l'entrée dans la maladie coronaire ou survenir chez un angineux connu.

L'infarctus du myocarde débute habituellement par une douleur angineuse brutale :

- de survenue en général spontanée et souvent nocturne ;
- particulièrement intense ;
- étendue à tout le thorax ;
- constrictive en étau ;
- irradiant vers les deux bras, le cou, la mâchoire, l'épigastre ;
- très angoissante, avec sensation de mort imminente ;
- rebelle aux dérivés nitrés sublinguaux ;
- prolongée, durant plusieurs heures (toute douleur angineuse durant plus d'une demi-heure doit être considérée comme un infarctus jusqu'à preuve du contraire).

On observe inconstamment :

- des signes digestifs : nausées, vomissements, hoquet, éructations ;
- une dyspnée ;
- des sueurs avec pâleur et extrémités froides.

L'examen clinique initial :

- trouve souvent une baisse tensionnelle ;
- cherche une complication : insuffisance cardiaque, trouble du rythme, état de choc, etc.

POUR COMPRENDRE

L'infarctus du myocarde est dû à l'obstruction brutale et prolongée d'une branche artérielle coronaire. Cette obstruction se produit habituellement, mais non obligatoirement, en regard d'une plaque d'athérosclérose. Elle peut avoir pour mécanisme une thrombose intracoronaire et/ou un spasme coronaire et/ou un hématome intramural (se développant dans la paroi de l'artère).

Par l'ischémie qu'elle entraîne, cette occlusion coronaire va modifier les propriétés électrophysiologiques des fibres myocardiques, d'où un risque accru de troubles du rythme cardiaque et de mort subite. Le risque d'arythmie est maximal au tout début de l'infarctus puis diminue. Par suite, tout infarctus nécessite une prise en charge aussi rapide que possible et un transfert immédiat en ambulance de réanimation dans un centre de soins intensifs cardiologiques pour dépister et traiter d'éventuels troubles du rythme.

La zone nécrosée perd à jamais sa capacité de contraction, ce qui aboutit à une diminution de la fonction pompe du ventricule gauche. L'infarctus du myocarde peut ainsi entraîner une insuffisance cardiaque.

Plus l'infarctus est étendu, plus la fonction ventriculaire est compromise. Le pronostic est encore aggravé en cas de mauvaise fonction ventriculaire pré-existante (par exemple en raison d'antécédents d'infarctus du myocarde ancien).

La taille de l'infarctus dépend pour une bonne partie du siège de l'obstruction coronaire et des possibilités d'une circulation collatérale de suppléance. Toutefois, la nécrose n'est pas totale d'emblée mais s'étend progressivement du centre du territoire coronaire intéressé vers sa périphérie au cours des 6 à 12 heures qui suivent l'occlusion coronaire. Un traitement adapté peut donc empêcher la nécrose d'une partie de la zone menacée ; la zone sauvegardée sera d'autant plus étendue que l'intervention aura pu être plus précoce. La limitation de la taille de l'infarctus peut être obtenue soit par reperméabilisation de l'artère occluse (traitement thrombolytique), soit par diminution des besoins en oxygène du myocarde ischémié (traitement bêtabloquant par exemple).

Ainsi avec l'infarctus du myocarde débute une course contre la montre car c'est à sa phase toute initiale que surviennent les troubles du rythme ventriculaire graves et que l'on peut espérer du traitement une limitation optimale de l'étendue de la nécrose.

Secondairement peuvent apparaître :
- une fébricule vers 38 °C, quasi constante (vers le 2e-3e jour) ;
- un frottement péricardique.

Parfois la douleur est atypique (par exemple, de siège épigastrique, ce qui peut orienter à tort vers une urgence abdominale) ou au second plan, voire absente (l'infarctus est alors révélé par un examen systématique ou l'une de ses complications).

L'ECG est un élément fondamental du diagnostic d'infarctus. Il révèle des modifications du segment ST (courant de lésion) qui se prolongent au moins plusieurs heures, et l'apparition d'ondes Q de nécrose (parfois retardée). Toutefois, les ondes Q n'apparaissent que lorsque la nécrose intéresse toute l'épaisseur de la paroi ventriculaire (nécrose transmurale) ; les infarctus n'intéressant que les couches sous-endocardiques du myocarde, dénommés infarctus sous-endocardiques ou encore infarctus rudimentaires, ne s'accompagnent pas d'ondes Q.

L'ECG décèle parfois un trouble du rythme ou de la conduction. Il précise le siège de l'infarctus du myocarde *(voir pages 61 à 64)*.

Enfin, le diagnostic est confirmé par le dosage sanguin des enzymes cardiaques *(voir page 45)*. Il s'agit d'enzymes libérées dans le sang par les cellules myocardiques nécrosées. On dose principalement les CPK, notamment leur fraction MB, qui s'élèvent au cours des 24 à 48 premières heures de l'infarctus, et les SGOT dont l'élévation est plus tardive. Les SGPT sont des enzymes plus spécifiquement hépatiques et ne s'élèvent pas dans l'infarctus (sauf en cas d'état de choc ou d'insuffisance cardiaque droite). On peut aussi s'aider du dosage de la myoglobine, dont l'élévation est très précoce, ou de la troponine, dont l'augmentation est très spécifique des nécroses myocardiques et assez prolongée.

L'élévation des taux enzymatiques est d'autant plus importante et prolongée que la zone infarcie est plus étendue.

Au total, le diagnostic d'infarctus du myocarde aigu repose sur l'association d'au moins trois des quatre critères qui suivent :

- syndrome clinique évocateur ;
- décalage persistant du segment ST ;
- apparition d'ondes Q ;
- élévation du taux sérique des enzymes cardiaques.

Ce diagnostic est le plus souvent facile, mais les critères ne sont pas toujours réunis d'emblée et le doute doit conduire à l'hospitalisation en secteur de soins intensifs pour surveillance clinique et du rythme cardiaque par scope, répétition des tracés et des dosages enzymatiques.

L'échographie cardiaque peut aussi contribuer au diagnostic en montrant une akinésie segmentaire correspondant à la zone de nécrose.

Le pronostic de l'infarctus dépend :

- du siège de la nécrose : les infarctus antérieurs sont plus graves que les postérieurs car ils intéressent habituellement une portion plus étendue de la paroi du ventricule et concernent le septum interventriculaire (qui contient les voies de conduction auriculoventriculaires : faisceau de His et ses branches) ;
- de l'étendue de la nécrose, que l'on peut évaluer par l'ECG (dérivations concernées), par les dosages enzymatiques (importance de l'élévation des CPK) et par l'échographie cardiaque (étendue de la zone d'akinésie) ;
- de la précocité de la prise en charge médicale spécialisée (dépistage et traitement des arythmies, limitation de la taille de la nécrose par thrombolyse et/ou bêtabloquants) ;
- de l'état fonctionnel du myocarde restant.

La fonction ventriculaire est l'élément essentiel qui conditionne le pronostic vital tant à la phase aiguë de l'infarctus du myocarde que secondairement.

Évolution

L'évolution de l'infarctus du myocarde, souvent simple, peut être émaillée de complications diverses.

- **Un épanchement péricardique réactionnel** est fréquent. Habituellement, il est peu abondant et régresse spontanément.

- **Les accidents thrombo-emboliques** (embolie systémique, cérébrale par exemple, parfois révélatrice ; phlébite des membres inférieurs ; embolie pulmonaire) sont actuellement rares grâce au traitement préventif par le lever précoce et l'héparinothérapie.

- **La mort subite** est due habituellement à une fibrillation ventriculaire, parfois à une rupture de la paroi libre du ventricule gauche. Le risque de mort subite est maximal dans les premières heures de l'infarctus, puis diminue progressivement en quelques jours. Toutefois, la mort subite reste possible tout au long de l'évolution, même à distance de la nécrose.

- **Les troubles du rythme cardiaque** sont très fréquents à la phase aiguë de l'infarctus du myocarde, surtout les premiers jours de son évolution. Ils ont un bon pronostic lorsqu'ils sont primaires (non liés à une altération importante de la fonction ventriculaire). Les plus fréquents sont des extrasystoles ventriculaires dont la survenue doit faire instaurer un traitement antiarythmique (en général par xylocaïne) pour tenter de prévenir les arythmies plus graves : tachycardies ventriculaires et fibrillations ventriculaires notamment, qui sont des urgences immédiates. Plus rarement, on observe des troubles du rythme auriculaires.

- **Les troubles de la conduction auriculoventriculaire** sont habituellement bénins, progressifs et sensibles à l'atropine dans les infarctus postérieurs ; ils sont par contre habituellement graves, brutaux, syncopaux, mal tolérés et résistent à l'atropine dans les infarctus antérieurs. Pour cette raison une sonde d'entraînement électrosystolique (pacemaker externe temporaire) est mise en place au moindre trouble de conduction dans l'infarctus antérieur alors que la montée d'une sonde est beaucoup plus rarement nécessaire dans les infarctus postérieurs.

- **Un syndrome vagal** est fréquent au début de l'infarctus, postérieur notamment. Il associe pâleur, nausées, somnolence, sueurs, bradycardie et hypotension artérielle. Il est facilement corrigé par l'administration d'atropine.

- À l'opposé, le **syndrome sympathique** associe tachycardie et hypertension. C'est une indication du traitement bêtabloquant, à la condition toutefois d'avoir écarté une insuffisance cardiaque.

- **L'insuffisance cardiaque** est la complication la plus grave de l'infarctus du myocarde. Elle peut être modérée : se traduisant par une légère dyspnée, quelques râles crépitants des bases pulmonaires et un œdème interstitiel discret à la radiographie pulmonaire, une minime désaturation en oxygène du sang artériel. Elle est alors facilement jugulée par le régime hyposodé, les diurétiques, les vasodilatateurs. Mais il peut aussi s'agir d'une insuffisance cardiaque aiguë sévère : œdème aigu du poumon ou état de choc cardiogénique. Le pronostic est alors sombre, ce qui justifie un traitement agressif. Il est important devant toute insuffisance cardiaque de rechercher une complication mécanique chirurgicalement curable : rupture d'un pilier de la valve mitrale aboutissant à une insuffisance mitrale aiguë, rupture du septum interventriculaire aboutissant à une communication interventriculaire aiguë.

- **L'infarctus peut récidiver ou s'étendre,** ce qui détériore davantage la fonction ventriculaire. Cette extension de l'infarctus est souvent précédée de crises angineuses réalisant un syndrome de menace d'extension. Le traitement de la menace d'extension d'infarctus rejoint celui de l'angor instable.

• Secondairement l'évolution peut se faire vers **l'anévrysme (ou ectasie) ventriculaire gauche :** la zone infarcie non seulement n'est plus contractile mais devient dyskinétique, c'est-à-dire que paradoxalement, elle se laisse distendre pendant la systole et se retend pendant la diastole. Ainsi est réalisée une poche qui se remplit pendant la systole et se vide pendant la diastole, amputant d'autant le débit cardiaque. Cet anévrysme ne se rompt jamais, mais il peut être responsable de troubles du rythme, d'embolies systémiques, d'insuffisance cardiaque. Ces complications peuvent conduire à une intervention chirurgicale (résection ou plicature de la poche anévrysmale).

• **À distance le patient reste exposé** à la mort subite, la récidive d'infarctus, et à l'apparition progressive d'une insuffisance cardiaque.

Surveillance et traitement

À la phase aiguë de l'infarctus du myocarde certaines mesures sont systématiques :

• La surveillance du rythme cardiaque par scope en soins intensifs.

• Le dépistage précoce des complications par surveillance rapprochée :
  - du pouls ;
  - de la tension artérielle ;
  - de l'état respiratoire ;
  - de l'aspect du malade et de sa coloration ;
  - de la diurèse ;
  - des ECG répétés toutes les 12 heures et à chaque modification de la symptomatologie ;
  - de la radiographie de thorax ;
  - si besoin échographie cardiaque.

• La mise en place d'une voie veineuse en prévision d'injections intraveineuses.

• L'oxygénothérapie par sonde nasale (débit initial habituel aux environs de 3 litres/minute) pour améliorer la saturation du sang artériel en oxygène et par ce biais augmenter l'apport d'oxygène aux tissus, notamment au myocarde ischémié.

• Soulager la douleur, le plus souvent par des opiacés, par voie sous-cutanée (morphine, sédol, spasmalgine...), et diminuer l'anxiété (rassurer, donner éventuellement des benzodiazépines).

• Le plus souvent administrer un ou plusieurs médicaments antiangineux : dérivés nitrés (souvent administration intraveineuse en perfusion lente, ou percu-

tanée par patch), bêtabloquants en dehors de leurs contre-indications, parfois inhibiteurs calciques.
- Pour certains, administrer systématiquement de la xylocaïne intraveineuse pour prévenir la survenue de troubles du rythme ventriculaire ; pour d'autres un traitement antiarythmique n'est institué que si des troubles du rythme, extrasystoles ventriculaires notamment, apparaissent.
- L'héparinothérapie et/ou le traitement antiagrégant plaquettaire par aspirine.

Si l'infarctus est décelé suffisamment tôt (c'est-à-dire dans les 12 ou mieux, les 6 premières heures qui suivent le début de la douleur), un traitement susceptible de limiter la taille de la nécrose doit être envisagé.

Le traitement dont l'efficacité est la mieux démontrée est l'administration de fibrinolytiques, surtout en association avec un traitement antiagrégant plaquettaire par de petites doses d'aspirine : ce traitement diminue la mortalité et préserve la fonction ventriculaire.

Le traitement bêtabloquant, débuté en intraveineux avec relai oral, diminue aussi la mortalité de l'infarctus aigu ; il est toutefois contre-indiqué en cas d'hypotension et/ou de bradycardie marquées, d'insuffisance cardiaque ou d'antécédents d'asthme. Ces deux traitements peuvent être associés.

Les inhibiteurs de l'enzyme de conversion ont aussi fait la preuve de leur efficacité en matière de survie et de protection de la fonction ventriculaire dès la phase aiguë de l'infarctus chez les patients ayant une insuffisance cardiaque.

Passée la phase aiguë, la surveillance sera progressivement espacée et arrivera l'heure du bilan de la maladie coronaire qui pourra comporter :
- l'enregistrement de l'ECG des 24 heures (Holter) : le pronostic est aggravé par la constatation de troubles du rythme ventriculaire (mais ne semble pas amélioré par l'administration de médicaments antiarythmiques), le Holter peut éventuellement être complété par une recherche de potentiels tardifs ;
- l'échographie-doppler cardiaque : cet examen précise le retentissement sur la fonction ventriculaire (étendue de la nécrose) et recherche une complication : thrombose intracardiaque, péricardite, anévrysme ventriculaire... ;
- la scintigraphie cardiaque : elle précise l'étendue de la nécrose et peut déceler des zones à risque d'ischémie ;
- le test d'effort : un ECG d'effort positif signifie habituellement qu'une région distincte de la zone infarcie est menacée ;
- la coronarographie : pratiquement systématique pour certains, elle est réservée pour d'autres aux patients ayant un angor et/ou des anomalies de la scin-

tigraphie myocardique et/ou un ECG d'effort anormal. C'est le seul examen qui permette de visualiser les lésions coronaires éventuelles.

En fonction de l'état clinique du patient et des résultats de ces examens, on pourra choisir entre un traitement chirurgical par pontage aortocoronaire, l'angioplastie coronaire endoluminale, ou le traitement purement médical.

Les bêtabloquants, l'aspirine à petite dose (environ 300 mg/jour), les inhibiteurs de l'enzyme de conversion et la simvastatine ont fait la preuve de leur efficacité sur la mortalité à distance de la nécrose et sur le risque de récidive d'infarctus.

VALVULOPATHIES

Les valvulopathies sont les maladies des valves cardiaques. On distingue :

- Le rétrécissement (ou sténose) valvulaire : la valve ne s'ouvre pas suffisamment pour permettre l'écoulement sanguin normal. Il en résulte un gradient de pression de part et d'autre de la valve (c'est-à-dire que la pression est plus élevée dans la cavité située en amont de la valve que dans celle qui est en aval) et le retentissement va se faire essentiellement en amont de l'obstacle contre lequel le flux sanguin vient lutter.
- L'insuffisance (ou fuite, ou encore régurgitation) valvulaire : la valve ne se ferme pas hermétiquement et laisse refluer du sang dans la cavité cardiaque d'amont. Le retentissement s'exerce à la fois sur la cavité située en amont de la valve atteinte et sur la cavité d'aval qui toutes deux devront assumer un débit supplémentaire correspondant au débit de la régurgitation.
- La maladie valvulaire : c'est la combinaison d'un rétrécissement et d'une insuffisance valvulaire. La valve s'ouvre et se ferme incomplètement. L'un des deux phénomènes est en général prédominant car une valve qui est très rétrécie ne peut pas fuir beaucoup et réciproquement.

Quelques notions d'auscultation cardiaque

On perçoit normalement par l'auscultation cardiaque :

- le *premier bruit du cœur (B1)* qui coïncide avec la fermeture des valves tricuspide et mitrale ;

- le *deuxième bruit du cœur (B2),* parfois dédoublé, qui correspond à la fermeture des valves aortique et pulmonaire.

L'intervalle de temps qui va de B1 à B2 correspond à la contraction et à l'éjection ventriculaires ; on l'appelle *systole.*

L'intervalle de temps qui va de B2 à B1 comprend la relaxation et le remplissage ventriculaires ; on l'appelle *diastole.*

La systole est plus courte que la diastole et coïncide avec le battement du pouls.

En cas d'insuffisance cardiaque, le troisième bruit du cœur (B3, qui coïncide avec le remplissage rapide passif) et/ou le quatrième bruit du cœur (B4, qui coïncide avec le remplissage rapide actif par contraction auriculaire) peuvent devenir audibles. On parle alors de bruit de galop.

Le temps le plus important de l'auscultation cardiaque est la recherche et l'analyse des souffles cardiaques. Un souffle cardiaque systolique peut être dû à une valvulopathie et/ou à une malformation congénitale mais il peut également être anorganique (c'est-à-dire ne traduire aucune affection cardiaque et correspondre à de banales turbulences dans l'écoulement sanguin intracardiaque). Les souffles diastoliques, par contre, ont toujours une signification anormale.

Un souffle peut être :
- holosystolique : couvrant toute la systole ;
- holodiastolique : couvrant toute la diastole ;
- protosystolique : en début de systole ;
- protodiastolique : en début de diastole ;
- mésosystolique : en milieu de systole ;
- mésodiastolique : en milieu de diastole ;
- télésystolique : en fin de systole ;
- télédiastolique : en fin de diastole.

Trois grands principes orientent le diagnostic d'auscultation :
- un souffle d'éjection, correspondant à un rétrécissement valvulaire, se produit pendant le temps (systole ou diastole) où cette valve est normalement ouverte ;
- un souffle de régurgitation, correspondant à une insuffisance valvulaire, se produit pendant le temps où cette valve est normalement fermée ;

- un souffle d'éjection ne peut pas être audible pendant la relaxation isovolumétrique, période qui coïncide avec B2 et au cours de laquelle toutes les valves cardiaques sont fermées. Par suite tout souffle qui englobe le deuxième bruit est nécessairement un souffle de régurgitation.

On s'aide également du siège du maximum du souffle, de ses irradiations et des signes qui l'accompagnent.

Diagnostic auscultatoire des valvulopathies les plus fréquentes

Valvulopathie	Temps du souffle	Siège du souffle	Signes particuliers
Rétrécissement aortique	systolique	foyer aortique*	– irradiation aux vaisseaux du cou
Insuffisance aortique	diastolique	bord gauche du sternum	– syndrome hyperkinétique – élargissement de la différentielle de la TA
Rétrécissement mitral	diastolique	foyer mitral*	– éclat de B1 à la pointe – claquement d'ouverture mitral
Insuffisance mitrale	systolique	foyer mitral*	– irradiation à l'aisselle
Insuffisance tricuspide	systolique	foyer tricuspidien*	– augmentation du souffle à l'inspiration profonde

* Le foyer aortique d'auscultation est situé au bord sternal du deuxième espace intercostal droit.
Le foyer mitral d'auscultation est situé à la pointe du cœur qui est normalement palpable dans le cinquième espace intercostal gauche sur la ligne médioclaviculaire.
Le foyer tricuspidien d'auscultation est situé au creux épigastrique en regard de l'apophyse xyphoïde.
Le foyer pulmonaire d'auscultation est situé au bord sternal du deuxième espace intercostal gauche.

Rétrécissement aortique

Le rétrécissement aortique est souvent une découverte d'auscultation systématique. L'auscultation trouve un souffle mésosystolique maximal au foyer aortique, irradiant aux vaisseaux du cou. La confirmation du diagnostic repose sur l'échographie-doppler cardiaque.

Lorsqu'il est serré, le rétrécissement aortique se manifeste par des signes d'effort :
- dyspnée d'effort ;
- syncopes d'effort ;
- angor d'effort (possible même en l'absence de lésion coronaire).

Les autres signes témoignant du caractère serré du rétrécissement aortique sont :
- une diminution voire une abolition du deuxième bruit au foyer aortique ;
- la présence de signes ECG d'hypertrophie ventriculaire gauche ;
- la constatation de calcifications valvulaires en radioscopie sous amplificateur de brillance ; la silhouette cardiaque est habituellement peu modifiée car, au moins au début, la paroi du ventricule gauche s'hypertrophie mais sa cavité se dilate peu.

L'échographie-doppler cardiaque est l'examen décisif qui permet de mesurer l'ouverture de la valve aortique, le gradient de pression transvalvulaire, et d'évaluer le retentissement de la valvulopathie sur le ventricule gauche.

Le cathétérisme cardiaque est souvent proposé pour vérifier le caractère serré du rétrécissement aortique lorsqu'une intervention est envisagée. Il révèle un gradient de pression systolique entre le ventricule gauche et l'aorte, d'autant plus important que le rétrécissement aortique est serré d'une part, et que le débit cardiaque est élevé d'autre part. À partir de ces données, on peut évaluer la surface d'ouverture de la valve aortique. Une intervention est indiquée si la surface de l'ouverture aortique est inférieure à 0,7 cm^2.

L'évolution peut se compliquer :
- d'embolie systémique ;
- de mort subite ;

POUR COMPRENDRE

Le rétrécissement aortique est l'impossibilité d'une ouverture suffisante de la valve aortique pendant la systole.
Parfois congénital ou secondaire à un rhumatisme articulaire aigu, le rétrécissement aortique est le plus souvent idiopathique, consécutif à une dégénérescence de la valve qui s'épaissit, se calcifie et dont les commissures fusionnent.
Le problème essentiel est d'évaluer le degré de sténose valvulaire, qui conditionne l'attitude thérapeutique. En effet, le pronostic spontané du rétrécissement aortique serré est très mauvais, surtout dans les formes avec syncope(s) où la survie moyenne ne dépasse pas quelques mois. Par suite, tout rétrécissement aortique serré justifie un remplacement valvulaire par une prothèse, même chez le sujet âgé.

- d'insuffisance cardiaque ;
- de surinfection (endocardite d'Osler).

Le traitement peut être symptomatique sous surveillance clinique et échographique dans les formes moyennement serrées (ou en attendant l'intervention) :
- prévention de la maladie d'Osler *(voir page 105)* ;
- traitement antiangineux : dérivés nitrés, inhibiteurs calciques ;
- traitement de l'insuffisance cardiaque : restriction sodée, diurétiques, vasodilatateurs veineux (dérivés nitrés notamment) ; les tonicardiaques et notamment les digitaliques sont contre-indiqués.

Les formes serrées justifient, même chez le sujet âgé, un traitement instrumental : non pas tant valvuloplastie par dilatation endoluminale à l'aide d'un ballonnet introduit par cathétérisme artériel que remplacement valvulaire aortique par une prothèse sous circulation extracorporelle.

Insuffisance aortique

Le diagnostic d'insuffisance aortique est habituellement porté lors d'un examen systématique. Ce n'est que dans les formes déjà évoluées que s'observent :
- dyspnée ;
- fatigue ;
- malaises atypiques ;
- palpitations.

Pour comprendre

L'insuffisance aortique se caractérise par l'incontinence de la valve aortique qui laisse refluer du sang de l'aorte dans le ventricule gauche pendant la diastole.
Souvent d'origine rhumatismale, parfois congénitale, l'insuffisance aortique peut aussi être secondaire à une maladie du tissu élastique, à une aortite syphilitique, à un anévrysme de l'aorte, à une dissection aortique ou à une endocardite infectieuse.
L'insuffisance aortique, même importante, reste longtemps asymptomatique au plan fonctionnel. Lorsque les signes fonctionnels apparaissent il est malheureusement souvent trop tard pour que le traitement chirurgical (remplacement valvulaire aortique par une prothèse) puisse éviter la déchéance ventriculaire gauche.
C'est donc avant tout signe fonctionnel qu'il faut établir le diagnostic et débuter la surveillance qui permettra de choisir à point la date d'un éventuel remplacement valvulaire. La décision d'opérer est prise lorsque certains critères échographiques et éventuellement hémodynamiques recueillis par cathétérisme cardiaque témoignent d'un retentissement net sur le ventricule gauche.

L'attention est attirée par un syndrome hyperkinétique associant notamment :

- pouls ample et bondissant ;
- danse des artères que l'on voit battre au cou ;
- élargissement de la différentielle de la tension artérielle avec abaissement de la pression artérielle diastolique et souvent élévation de la systolique.

C'est souvent ce syndrome hyperkinétique qui incite à reprendre l'auscultation cardiaque qui constate un souffle holodiastolique, maximal au bord gauche du sternum, caractéristique.

L'échographie-doppler cardiaque confirme le diagnostic et précise l'importance de la fuite ainsi que son retentissement sur le ventricule gauche (dilatation, troubles de la contractilité).

Une fuite importante avec retentissement net sur le ventricule gauche pose la question d'un remplacement valvulaire chirurgical si le terrain le permet. Le bilan est alors habituellement complété par un cathétérisme cardiaque avec angiographies (angiographie notamment sus-sigmoïdienne qui visualise la fuite aortique) pour permettre une décision définitive. Si une intervention n'est pas envisagée dans l'immédiat, une surveillance échographique régulière doit être instaurée pour guetter le moment opportun d'une éventuelle intervention chirurgicale.

Dans tous les cas, la prévention de l'endocardite d'Osler est impérative.

Rétrécissement mitral

Le rétrécissement mitral peut être révélé par :

- un examen systématique ;
- des signes d'effort : dyspnée d'effort, toux d'effort, expectoration d'effort, hémoptysie d'effort ;
- un œdème aigu du poumon ;
- l'apparition d'un trouble du rythme auriculaire (fibrillation auriculaire) qui peut être marquée par des palpitations, une dyspnée, une embolie systémique (cérébrale notamment).

Le diagnostic de rétrécissement mitral repose sur l'auscultation cardiaque qui trouve à la pointe successivement :

- un premier bruit claqué ;

• après le deuxième bruit, un claquement correspondant à l'ouverture de la valve mitrale ;
• un souffle diastolique ayant un timbre de roulement.

Le diagnostic est facilement confirmé par l'échographie cardiaque.

Les principaux témoins en faveur du caractère serré de la sténose mitrale sont :
• l'existence de signes d'effort ;
• la présence de signes cliniques et/ou radiologiques d'œdème pulmonaire ;
• la constatation de signes ECG et/ou radiologiques de dilatation de l'oreillette gauche.

Mais pour préciser le degré de sténose, le « maître » examen est une fois encore l'échographie-doppler cardiaque. Dans les cas douteux un cathétérisme est parfois nécessaire.

POUR COMPRENDRE

Le rétrécissement mitral est l'impossibilité d'une ouverture suffisante de la valve mitrale pendant la diastole. Il est presque toujours dû à un rhumatisme articulaire aigu.

L'obstacle du passage du sang de l'oreillette gauche dans le ventricule gauche provoque un engorgement en amont : la pression auriculaire gauche s'élève avec gradient de pression diastolique entre oreillette et ventricule gauches.

Cette hypertension entraîne une dilatation de l'oreillette gauche, ce qui favorise la survenue de troubles du rythme auriculaire. Il y a alors un risque important d'embolie artérielle.

Lorsque le rétrécissement mitral est serré, et plus particulièrement dans les circonstances où le débit cardiaque doit s'accroître (effort, grossesse,...), la pression auriculaire gauche (et donc la pression capillaire pulmonaire) augmente à tel point que la sérosité plasmatique s'infiltre dans les alvéoles pulmonaires : c'est l'œdème pulmonaire.

L'augmentation de la pression auriculaire gauche entraîne une hypertension artérielle pulmonaire (HTAP). Si elle est importante et chronique, l'HTAP provoque des lésions irréversibles des artérioles pulmonaires qui expliquent le moins bon résultat d'une intervention chirurgicale trop tardive.

Le rétrécissement mitral serré justifie un traitement instrumental (dilatation par cathétérisme, commissurotomie à cœur fermé, valvuloplastie à cœur ouvert, ou remplacement valvulaire mitral par une prothèse selon les cas) pour prévenir ces complications. C'est dire que la question essentielle est de déterminer le degré de la sténose valvulaire mitrale.

Le traitement médical comporte selon les cas :
- un traitement antiarythmique ;
- un traitement de l'insuffisance cardiaque : restriction sodée, diurétiques, vasodilatateurs veineux (dérivés nitrés notamment) ;
- un traitement anticoagulant : indispensable en cas de troubles du rythme auriculaire du fait du risque d'embolies artérielles.

Le rétrécissement mitral serré doit bénéficier chaque fois que possible d'un geste chirurgical. Selon l'importance des dégâts valvulaires on pourra choisir entre une commissurotomie mitrale (remodelage de la valve) ou un remplacement valvulaire par une prothèse. La commissurotomie, possible à cœur fermé (ce qui évite la circulation extracorporelle) est actuellement de plus en plus souvent faite à cœur ouvert pour permettre un meilleur contrôle du geste chirurgical.

Une alternative récente de la chirurgie est la commissurotomie percutanée par ballonnet : une sonde à ballonnet est montée par voie veineuse puis transseptale (par perforation du septum interauriculaire) à travers l'orifice mitral ; le gonflement du ballonnet permet d'élargir l'orifice mitral. Cette technique semble particulièrement intéressante lorsque le risque chirurgical est important.

Insuffisance mitrale

L'insuffisance mitrale peut être révélée par :
- une dyspnée d'effort voire spontanée ;
- des palpitations, un trouble du rythme auriculaire ;
- une embolie systémique ;
- le plus souvent un examen systématique.

L'auscultation trouve typiquement un souffle holosystolique irradiant dans l'aisselle. Le diagnostic est confirmé par le doppler cardiaque.
L'examen clinique recherche des signes d'insuffisance cardiaque ; l'ECG, une hypertrophie ventriculaire gauche, la radiographie de thorax, un œdème pulmonaire ou une cardiomégalie, l'échographie, une dilatation ventriculaire et/ou auriculaire gauche, tous signes dont la présence serait en faveur d'une fuite mitrale importante.

Au terme de ce bilan, il est habituellement possible d'évaluer l'importance de l'insuffisance mitrale et de décider de l'éventualité d'un traitement chirurgical.

POUR COMPRENDRE

L'insuffisance mitrale est la régurgitation de sang du ventricule gauche dans l'oreillette gauche pendant la systole.

L'insuffisance mitrale est fréquente dans les dilatations du ventricule gauche, mais peut être d'origine congénitale, streptococcique, ou idiopathique.

Quand la fuite mitrale est importante, elle retentit sur les cavités cardiaques adjacentes, avec dilatation du ventricule et de l'oreillette gauches, et peut aboutir à l'insuffisance cardiaque.

L'insuffisance mitrale peut évoluer longtemps avant que n'apparaissent des signes fonctionnels et il est alors parfois déjà trop tard pour espérer une bonne récupération après chirurgie valvulaire. Une surveillance clinique, ECG, radiographique et surtout échographique est indispensable pour choisir le moment optimal d'une éventuelle intervention chirurgicale : la chirurgie doit être envisagée lorsque le retentissement de l'insuffisance mitrale est déjà net mais encore réversible

Si l'insuffisance mitrale est plus modérée, la seule mesure indispensable est la prévention de la maladie d'Osler.

Dans les cas litigieux, ou systématiquement pour certains en préopératoire, le bilan pourra être complété par un cathétérisme cardiaque comportant notamment une angiographie sélective ventriculaire gauche (on voit alors le produit de contraste refluer du ventricule dans l'oreillette gauche, ce qui reste la méthode de référence pour quantifier l'insuffisance mitrale).

L'intervention chirurgicale peut être :
- une valvuloplastie : remodelage chirurgical de la valve qui est laissée en place ;
- un remplacement valvulaire : la valve du patient est retirée et remplacée par une prothèse.

Prolapsus valvulaire mitral

Le prolapsus valvulaire mitral est une affection très fréquente dans laquelle, du fait d'un allongement de ses cordages ou d'un excès d'étoffe de ses feuillets, l'un ou les deux feuillets de la valve mitrale basculent dans l'oreillette gauche pendant la systole.

Le prolapsus valvulaire mitral peut être associé ou non à une insuffisance mitrale.

Souvent asymptomatique, le prolapsus valvulaire mitral favorise parfois la survenue de troubles du rythme auriculaires et/ou ventriculaires.

Autres valvulopathies

- **Le rétrécissement pulmonaire** est un obstacle au flux systolique à la sortie du ventricule droit. Le rétrécissement peut être sous-valvulaire (par épaississement de la paroi infundibulaire du ventricule droit), valvulaire (par ouverture insuffisante de la valvule pulmonaire) ou intéresser l'artère pulmonaire et ses branches. C'est une affection le plus souvent congénitale. Un geste chirurgical peut être proposé lorsque le retrécissement est serré.
- **L'insuffisance pulmonaire** est la régurgitation de sang de l'artère pulmonaire dans le ventricule droit pendant la diastole. Elle ne nécessite qu'exceptionnellement une réparation chirurgicale.
- **Le rétrécissement tricuspide** est l'insuffisance d'ouverture de la valve tricuspide pendant la diastole. Il peut être congénital ou secondaire à une maladie streptococcique. Un traitement chirurgical est nécessaire lorsque le rétrécissement tricuspide est serré (valvuloplastie ou remplacement valvulaire).
- **L'insuffisance tricuspide** est la régurgitation de sang du ventricule droit dans l'oreillette droite pendant la systole. L'insuffisance tricuspide est fréquente dans l'insuffisance cardiaque droite du fait de la dilatation ventriculaire droite. Elle peut nécessiter un geste chirurgical quand elle est importante (valvuloplastie ou remplacement valvulaire).

Maladie d'Osler

Les valves déjà lésées ont une susceptibilité particulière à s'infecter. Or, l'infection d'une valve cardiaque est très grave : la valve se défend très mal contre les infections, les antibiotiques y parviennent mal, la valve peut se détériorer, ce qui peut entraîner rapidement une fuite massive. Cette infection d'une valve déjà lésée est appelée endocardite maligne lente ou encore maladie d'Osler.

La maladie d'Osler est plus fréquente en cas de fuite que de sténose valvulaire préexistante, sur la valve aortique que sur la valve mitrale. Les atteintes tricuspidiennes et pulmonaires sont surtout le fait des toxicomanes.

Le germe est souvent un streptocoque viridans. Mais n'importe quels germes, staphylocoques notamment et parfois levures, peuvent être en cause.

Le tableau réalisé est celui d'une fièvre au long cours avec altération de l'état général et souffle cardiaque.

Le diagnostic repose sur la confirmation de la valvulopathie par échocardiographie-doppler (cet examen peut révéler la présence d'une végétation valvulaire, de grande valeur diagnostique) et surtout sur la positivité des hémocultures qui doivent être réalisées impérativement avant toute antibiothérapie.

Devant cette septicémie chez un malade valvulaire, les antibiotiques doivent être administrés par voie intraveineuse, à très forte dose et pendant plusieurs semaines. La porte d'entrée, habituellement une infection dentaire, doit être cherchée et traitée. Une intervention chirurgicale est parfois nécessaire en période aiguë devant l'échec des antibiotiques à dose suffisante et/ou l'aggravation de l'état hémodynamique.

La mortalité de la maladie d'Osler demeure élevée : même avec les traitements actuels, elle reste voisine de 50 %.

Il faut donc insister tout particulièrement sur **la prévention de la maladie d'Osler** chez les valvulaires par :
- la surveillance annuelle de l'état dentaire par examen stomatologique et radiographie panoramique dentaire ;
- la mise systématique sous antibiotiques pour tout soin dentaire, fût-ce un simple détartrage ;
- la surveillance annuelle de l'état ORL avec radiographie des sinus ;
- le traitement antibiotique systématique de toute infection définie ;
- des hémocultures systématiques avant toute antibiothérapie quand une fièvre reste inexpliquée.

MYOCARDIOPATHIES

On appelle myocardiopathies les maladies du muscle cardiaque lui-même. On distingue trois types de myocardiopathies :

- **Les myocardiopathies dilatées** (ou congestives) : le ventricule gauche est dilaté et sa contractilité est diminuée.

- **Les myocardiopathies hypertrophiques :** le ventricule gauche n'est pas dilaté mais sa paroi est épaissie soit de façon diffuse (hypertrophie concentrique), soit de façon localisée (hypertrophie septale par exemple).
- **Les myocardiopathies restrictives :** le ventricule gauche a perdu son élasticité (on dit aussi sa compliance, c'est-à-dire sa capacité à se laisser distendre) et/ou ses capacités à se relâcher (troubles de la relaxation). Il en résulte une gêne à son remplissage pendant la diastole.

Myocardiopathies dilatées

Le tableau est celui d'une insuffisance cardiaque avec cardiomégalie radiologique et ventricule gauche dilaté hypokinétique (peu mobile) à l'échographie cardiaque, que l'on ne peut expliquer ni par une anomalie valvulaire ni par des lésions coronaires ni par une hypertension artérielle.

Une telle atteinte du ventricule gauche peut survenir dans de nombreuses affections (l'alcoolisme, le lupus, l'hypothyroïdie, l'hémochromatose...) dont l'atteinte cardiaque marque souvent l'évolution terminale.

Mais le plus souvent, aucune cause n'est retrouvée. On parle alors de myocardiopathie dilatée primitive. Son évolution se fait habituellement vers l'aggravation de l'insuffisance cardiaque avec poussées d'œdème pulmonaire, possibilité d'embolies systémiques (notamment par passage en fibrillation auriculaire) et risque de mort subite par trouble du rythme ventriculaire.

Le traitement associe selon les cas le traitement symptomatique de l'insuffisance cardiaque, les anticoagulants et les antiarythmiques. La mortalité est élevée (50 % dans les cinq ans qui suivent le diagnostic) mais diminue nettement sous traitement par les inhibiteurs de l'enzyme de conversion.

L'alternative est la greffe cardiaque dont l'opportunité doit être discutée en fonction du terrain, du nombre limité de donneurs et de la réponse au traitement médical.

Myocardiopathies hypertrophiques

L'affection peut être révélée par des précordialgies atypiques, des accès de palpitations, des malaises, des manifestations d'insuffisance cardiaque, par la constatation d'un souffle cardiaque et/ou de signes ECG d'hypertrophie ventriculaire lors d'un examen systématique.

Le diagnostic de myocardiopathie hypertrophique repose, en grande partie, sur l'échographie qui montre une augmentation anormale de l'épaisseur de la paroi ventriculaire sans cause apparente (absence d'hypertension artérielle ou de rétrécissement aortique).

L'hypertrophie myocardique peut former un bourrelet septal sous la valve aortique et gêner l'éjection ventriculaire gauche. On parle alors de myocardiopathie obstructive.

La **myocardiopathie obstructive** peut se manifester par des précordialgies d'effort, une dyspnée d'effort, des syncopes d'effort, des troubles du rythme auriculaire ou ventriculaire.

L'évolution se fait vers l'insuffisance cardiaque progressive avec risque de mort subite.

Le traitement peut faire appel à la CORDARONE, à l'ISOPTINE, ou surtout à l'AVLOCARDYL à forte dose. Un traitement chirurgical est parfois indiqué, qui peut être une résection à cœur ouvert d'une partie du septum interventriculaire ou, plus simple, la mise en place d'un stimulateur cardiaque double chambre (qui, par modification de la séquence d'activation ventriculaire, peut faire disparaître l'obstruction). En cas d'insuffisance cardiaque, le traitement rejoint celui de toute insuffisance cardiaque à cette réserve près que les digitaliques sont contre-indiqués.

PÉRICARDITES

Les péricardites sont les affections inflammatoires du péricarde séreux. De multiples affections générales peuvent se compliquer de péricardite, notamment la plupart des maladies infectieuses, les collagènoses et les cancers. Il n'est pas possible de les aborder toutes dans ce chapitre qui se limitera à deux situations fréquentes : la péricardite aiguë bénigne et la péricardite chronique constrictive.

Péricardite aiguë bénigne

Diagnostic positif

L'attention est attirée vers le cœur par l'apparition, souvent au décours d'une affection virale (« grippe », rhinopharyngite,...), des signes suivants :

- douleurs de poitrine souvent pseudo-angineuses mais prolongées plusieurs heures voire plusieurs jours et variables avec la respiration (augmentant à l'inspiration profonde qu'elles bloquent) ;
- fébricule ;
- frottement péricardique à l'auscultation cardiaque ;
- altérations diffuses de la repolarisation à l'ECG ;
- parfois élargissement de la silhouette cardiaque à la radiographie du thorax ;
- syndrome inflammatoire biologique.

Le diagnostic repose sur l'échographie qui montre un décollement péricardique : c'est-à-dire un espace vide d'échos entre les deux feuillets du péricarde séreux, siège d'un épanchement liquidien.

Diagnostic de gravité

Si l'épanchement est volumineux ou surtout s'il s'est constitué rapidement, le cœur peut être comprimé dans le péricarde (qui est un sac peu extensible). Cette compression gêne le remplissage ventriculaire et provoque un tableau gravissime : la tamponnade péricardique.

Cette complication aiguë se manifeste par des signes d'insuffisance cardiaque droite : turgescence jugulaire, gros foie cardiaque, reflux hépatojugulaire, parfois collapsus *(pour la description de ces signes, voir le chapitre « Insuffisance cardiaque »).*

Le diagnostic peut être confirmé par échographie et/ou mesure des pressions intracardiaques par cathétérisme droit.

Il y a un risque imminent de mort subite. Il faut de toute urgence évacuer l'épanchement péricardique par ponction ou mieux par drainage chirurgical s'il est possible rapidement.

Dans l'immense majorité des cas, ces signes manquent, l'épanchement reste parfaitement toléré et ne provoque pas d'altération de l'état hémodynamique.

Diagnostic étiologique

La cause de la péricardite aiguë bénigne est probablement virale. Mais la recherche du virus en cause n'est pas systématique car elle est souvent infructueuse et n'a guère d'implication pratique.

Évolution et traitement

L'évolution se fait dans la plupart des cas vers la guérison sans séquelle sous traitement antalgique et anti-inflammatoire (salicylés surtout, au besoin anti-inflammatoires non stéroïdiens).

Des complications sont rares mais possibles :
- augmentation de l'épanchement pouvant mener à la tamponnade dans les premiers jours ;
- rechute à l'arrêt du traitement, voire à distance ;
- passage à la chronicité.

Péricardite chronique constrictive

Lorsque l'inflammation péricardique devient chronique, les feuillets du péricarde s'épaississent et deviennent fibreux, formant une coque inextensible. Cette coque peut gêner les mouvements du cœur, le comprimer et l'empêcher de bien se remplir : on dit alors qu'il y a constriction péricardiaque.

L'évolution vers la constriction est particulièrement fréquente dans la péricardite tuberculeuse.

Le tableau clinique est celui d'une insuffisance cardiaque droite d'installation lente et progressive (au contraire de la tamponnade qui est un syndrome aigu). Le diagnostic peut être difficile avec certaines myocardiopathies et repose en grande partie sur le cathétérisme cardiaque.

Le traitement est la péricardectomie chirurgicale (ablation de la majeure partie du péricarde séreux).

CARDIOPATHIES CONGÉNITALES

Les malformations cardiaques peuvent intéresser les orifices valvulaires, les gros vaisseaux ou les cloisons séparant les cavités du cœur. Ces malformations peuvent s'associer et réaliser des tableaux parfois très complexes.

Communication interauriculaire

C'est la persistance d'une communication entre les deux oreillettes. Cette communication est habituellement située au niveau du foramen ovale (*ostium secundum*) dont l'orifice se ferme à la naissance chez le sujet normal.

C'est une cardiopathie avec shunt de gauche à droite, non cyanogène.

Les signes fonctionnels sont discrets : petite limitation de la capacité d'effort, infections bronchopulmonaires à répétition. Le diagnostic est souvent révélé par un examen systématique et repose sur l'échographie-doppler cardiaque.

Les communications interauriculaires avec shunt important doivent être opérées (fermeture de la communication par un patch) pour éviter que l'hypertension artérielle pulmonaire n'entraîne des lésions artériolaires pulmonaires irréversibles. L'importance de l'hypertension artérielle pulmonaire et le débit du shunt sont au préalable vérifiés par cathétérisme cardiaque.

La communication interauriculaire favorise la survenue de troubles du rythme auriculaire, que l'intervention chirurgicale ne parvient pas à éviter, et qui peuvent nécessiter un traitement antiarythmique et anticoagulant.

Communication interventriculaire

Une communication interventriculaire est une solution de continuité du septum interventriculaire. On distingue :

- les communications interventriculaires membraneuses : situées à la partie haute et membraneuse du septum interventriculaire, l'orifice est habituellement unique et sa fermeture chirurgicale par un patch est facile ;
- les communications interventriculaires musculaires : la communication est située dans la partie basse, musculaire, du septum interventriculaire ; il s'agit souvent d'orifices multiples et d'un traitement chirurgical beaucoup plus malaisé, ce qui en aggrave le pronostic.

Certaines communications interventriculaires sont associées à une sténose sur la voie pulmonaire, ce qui a pour effet de diminuer le shunt et d'éviter une hypertension artérielle pulmonaire trop importante ; on parle alors de communication interventriculaire « à poumons protégés ».

C'est une cardiopathie avec shunt de gauche à droite ; il n'y a donc pas de cyanose. Le diagnostic est habituellement révélé par un examen systématique et confirmé par l'échographie.

POUR COMPRENDRE

Lorsqu'une communication persiste entre les deux oreillettes (communication interauriculaire) et/ou entre les deux ventricules (communication interventriculaire) et/ou entre l'aorte et l'artère pulmonaire, le sang peut passer directement du cœur droit au cœur gauche et dans la grande circulation (on dit alors qu'il y a shunt droit-gauche) ou du cœur gauche au cœur droit et dans la petite circulation (on dit alors qu'il y a shunt gauche-droit).

Si le shunt se fait de droite à gauche, du sang veineux désaturé en oxygène provenant du cœur droit passe directement dans la grande circulation où il se mélange au sang saturé en oxygène venant des veines pulmonaires. Par suite le sang artériel systémique est désaturé en oxygène. La désaturation en oxygène du sang artériel est d'autant plus marquée que le shunt est plus important.

Elle se traduit cliniquement par une *cyanose*, c'est-à-dire par une coloration bleutée des lèvres, des ongles et des muqueuses (d'où le nom de maladie bleue, donné dans le langage courant aux cardiopathies cyanogènes).

Lorsque le shunt se fait de gauche à droite, le débit de la petite circulation devient plus élevé que celui de la grande circulation : le débit dans les artères pulmonaires est alors égal à la somme du débit de la grande circulation et du débit du shunt. Si le shunt est important, cette augmentation du débit entraîne une *hypertension artérielle pulmonaire*. La vascularisation pulmonaire paraît augmentée à la radiographie du thorax (les poumons sont « blancs »).

L'hypertension artérielle pulmonaire peut aboutir à des lésions irréversibles des artérioles pulmonaires, celles-ci deviennent rigides et leurs résistances augmentent, ce qui tend à s'opposer à l'hyperdébit. Le shunt diminue alors progressivement et peut même s'inverser, ce qui se traduit par l'apparition d'une cyanose ; parallèlement, l'hypervascularisation artérielle pulmonaire (qui donnait aux poumons leur aspect « blanc » à la radiographie) diminue et fait place progressivement à une hypovascularisation (avec poumons hyperclairs donc « noirs » à la radiographie). C'est le syndrome d'Eisenmenger : à ce stade le traitement chirurgical de la malformation causale est devenu inutile et même dangereux ; l'évolution se fait ensuite vers l'insuffisance cardiaque droite irréversible.

Les communications à shunt minime (maladie de Roger) ou modéré ne nécessitent pas d'intervention chirurgicale ; elles peuvent d'ailleurs se fermer spontanément pendant les deux premières années de la vie.

Par contre, les communications interventriculaires à gros débit avec hypertension artérielle pulmonaire doivent être opérées pour éviter l'évolution vers le syndrome d'Eisenmenger (lésions artériolaires pulmonaires irréversibles). Ces paramètres sont vérifiés par cathétérisme en préopératoire.

L'opération est habituellement la fermeture de la communication, soit chirurgicale par un patch, soit par cathétérisme interventionnel et mise en place de « clam shell ». Dans certaines formes à risque élevé, on peut créer à titre palliatif une sténose de l'artère pulmonaire par cerclage (« banding » de l'artère pulmonaire) pour protéger les poumons et permettre, dans un deuxième temps, une chirurgie correctrice.

Persistance du canal artériel

Le canal artériel fait communiquer l'aorte et l'artère pulmonaire pendant la vie intra-utérine ; il se ferme normalement dans les jours qui suivent la naissance. On désigne par persistance du canal artériel l'absence de fermeture de cette communication.

Le shunt se fait de l'aorte dans l'artère pulmonaire (de gauche à droite) et il n'y a donc pas de cyanose.

Le diagnostic est habituellement fait lors d'un examen systématique, confirmé par l'échographie-doppler et l'angiographie aortique.

Le canal artériel peut se fermer spontanément au cours des premières années de la vie. Sa fermeture est favorisée par l'administration d'INDOCID.

Passé ce délai, l'intervention (qui est simple : section-suture) est systématique quelle que soit l'importance du shunt, en raison du risque de greffe bactérienne. On peut aussi proposer une fermeture du canal artériel par cathétérisme interventionnel, mais le résultat sur le risque infectieux en reste discuté.

Tétralogie de Fallot

La tétralogie de Fallot est l'association d'une communication interventriculaire et d'une sténose sur la voie pulmonaire suffisamment serrée pour inverser le shunt (normalement gauche-droit dans la communication interventriculaire mais droit-gauche dans la tétralogie de Fallot) et entraîner une cyanose.

Il en résulte une diminution du débit dans la petite circulation et une insuffisance des apports d'oxygène à l'organisme.

L'enfant est bleu, inactif et – lorsque son développement moteur est suffisant – s'accroupit sans cesse (signe de l'accroupissement ou « squatting ») car cette position augmente le débit pulmonaire.

L'auscultation trouve un souffle systolique endapexien ; l'ECG, une surcharge ventriculaire droite ; la radiographie du thorax, une hypovascularisation pulmonaire (les poumons paraissent « trop noirs »). L'échographie confirme le diagnostic. Un cathétérisme est nécessaire et surtout une angiographie ventriculaire droite pour préciser l'état de la voie pulmonaire.

Le traitement idéal est la correction chirurgicale complète d'emblée : fermeture de la communication interventriculaire, réfection de la voie pulmonaire. Mais si la voie pulmonaire est très altérée il est parfois nécessaire d'avoir recours à une intervention palliative : anastomose entre la grande circulation et la voie pulmonaire pour amener du sang aux poumons (par exemple, anastomose de Blalock Taussig : entre l'artère mammaire interne et une branche de l'artère pulmonaire) ; la correction complète est souvent possible dans un deuxième temps.

Description de quelques autres malformations cardiaques congénitales

Situs inversus

Le situs du cœur est défini par la position des oreillettes ; l'oreillette droite est l'oreillette qui reçoit les veines caves. Lorsque l'oreillette droite est normalement placée à droite, le situs est dit solitus ; par contre, lorsque l'oreillette droite est située dans l'hémicorps gauche, le situs est dit inversus ; le situs inversus cardiaque est en général associé à une inversion de la position de la plupart des organes (foie à gauche, etc.) et souvent à des malformations cardiaques complexes.

Inversion ventriculaire

Le ventricule gauche musclé et ovoïde est différent du ventricule droit plus aplati en chapeau de gendarme, plus mince, sillonné de colonnes charnues (ce qui lui donne un aspect aréolaire à l'angiographie) ; on dit qu'il y a inversion ventriculaire lorsque le ventricule de morphologie gauche fait suite à l'oreillette droite et inversement.

S'il y a en plus une inversion à l'étage artériel (c'est-à-dire que l'artère pulmonaire fait suite au ventricule de morphologie gauche et que l'aorte fait suite au ventricule de morphologie droite), on parle alors de *transposition corrigée des gros vaisseaux :* le circuit sanguin se fait alors normalement.

Dans le cas contraire, la malformation ne permet la survie que s'il existe une communication large entre la grande et la petite circulation (communications interauriculaire, interventriculaire ou à l'étage artériel).

Trilogie de Fallot

C'est une communication interauriculaire associée à une sténose de la voie pulmonaire suffisamment serrée pour inverser le shunt (qui se fait alors de droite à gauche à l'étage auriculaire), ce qui entraîne une cyanose.

Ventricule unique

C'est une cardiopathie cyanogène caractérisée par la présence d'un seul ventricule où se jettent les deux oreillettes, où le sang veineux se mélange au sang oxygéné, et d'où sortent l'aorte et l'artère pulmonaire.

Ventricule droit à double issue

C'est une cardiopathie cyanogène dans laquelle l'aorte et l'artère pulmonaire émergent toutes deux du ventricule droit. Le sang oxygéné dans les poumons est ramené par une communication interventriculaire et une communication interauriculaire jusque dans le ventricule droit où il se mélange au sang veineux en provenance des veines caves, avant d'être éjecté simultanément dans l'aorte et l'artère pulmonaire.

Transposition des gros vaisseaux

L'aorte fait suite au ventricule droit et l'artère pulmonaire, au ventricule gauche. Pour que cette malformation soit viable, il faut en plus une communication aussi large que possible entre la petite et la grande circulation : canal artériel, et/ou communication interventriculaire, et/ou communication interauriculaire.

Cette cardiopathie cyanogène est souvent très mal tolérée dès la naissance et justifie alors la manœuvre de Raschkind : on place, par voie veineuse à travers le septum interauriculaire jusque dans l'oreillette gauche, un cathéter dont l'extrémité est pourvue d'un ballonnet ; on gonfle ce ballonnet et tire sur le cathéter dans le but de déchirer le septum interauriculaire et d'élargir au maximum la communication entre les deux oreillettes.

Atrésie pulmonaire

C'est l'oblitération complète de la voie pulmonaire ; le sang veineux rejoint le ventricule gauche par une communication interauriculaire et/ou interventriculaire (il y a donc cyanose) ; les artères pulmonaires sont perfusées à partir de l'aorte par le canal artériel.

Atrésie tricuspide

C'est l'oblitération complète de l'orifice tricuspide. Le sang veineux passe par une communication interauriculaire dans l'oreillette gauche où il se mélange au sang oxygéné ; le sang mêlé passe dans le ventricule gauche d'où il est éjecté pour partie dans l'aorte (il y a donc cyanose), pour partie dans le ventricule droit (par une communication interventriculaire) et de là dans l'artère pulmonaire.

Canal atrioventriculaire

C'est une cardiopathie non cyanogène caractérisée par un défect de la région basse du septum interauriculaire et de la portion haute du septum interventriculaire, notamment de la partie du septum qui sépare directement le ventricule gauche de l'oreillette droite. Tout se passe un peu comme s'il y avait à la fois une communication interauriculaire et interventriculaire. Mais c'est une malformation grave, difficile à corriger chirurgicalement, car elle est souvent associée à des anomalies des zones d'insertion des valves mitrale et tricuspide.

Coarctation de l'aorte

Ce n'est pas à proprement parler une malformation cardiaque mais un rétrécissement de l'aorte situé au niveau de la jonction de sa portion horizontale et de l'aorte thoracique descendante. La coarctation de l'aorte est responsable d'une hypertension artérielle en amont avec abolition ou forte diminution des pouls d'aval (fémoraux notamment).

INSUFFISANCE CARDIAQUE

L'insuffisance cardiaque est l'incapacité du cœur à assurer un débit sanguin suffisant pour les besoins de l'organisme.

On distingue l'insuffisance cardiaque gauche qui relève d'un mauvais fonctionnement du cœur gauche, et l'insuffisance cardiaque droite où le cœur droit est défaillant. La cause la plus fréquente d'insuffisance cardiaque droite est le retentissement d'une insuffisance cardiaque gauche : on parle alors d'insuffisance cardiaque globale.

L'insuffisance cardiaque a deux ordres de conséquences :

- en amont les pressions s'élèvent, ce qui entraîne des phénomènes de congestion (œdème notamment) ;
- le débit cardiaque est insuffisant, ce qui peut entraîner une hypoperfusion tissulaire.

L'insuffisance cardiaque est souvent l'aboutissement progressif d'une maladie cardiaque chronique. Les signes n'apparaissent d'abord que pour de gros efforts puis lors d'efforts de moins en moins importants et deviennent finalement spontanés.

L'insuffisance cardiaque peut également se manifester sur un mode aigu tantôt inaugurant la maladie cardiaque, tantôt la compliquant brusquement.

Insuffisance cardiaque chronique

Insuffisance cardiaque gauche

- **Elle se manifeste par :**
  - des signes de bas débit : fatigue ;
  - des signes de congestion : œdème pulmonaire avec dyspnée, râles crépitants à l'auscultation pulmonaire et opacités interstitielles pulmonaires à la radiographie.
- **Les principales causes sont :**
  - l'insuffisance coronaire ;
  - les valvulopathies du cœur gauche (rétrécissement ou insuffisance aortique, rétrécissement ou insuffisance mitrale) ;
  - l'hypertension artérielle ;
  - les myocardiopathies.

Insuffisance cardiaque droite

- **Elle se manifeste par :**
  - des signes de bas débit : fatigue, oligurie ;
  - des signes de congestion : œdèmes des membres inférieurs, turgescence jugulaire (les veines jugulaires sont trop visibles et distendues), hépatalgies d'effort, gros foie cardiaque (mou, douloureux, homogène, à bord

inférieur mousse), reflux hépatojugulaire (la pression sur le foie augmente la distension veineuse jugulaire).

- **Les principales causes sont :**
  - les cardiopathies gauches par le biais d'une hypertension artérielle pulmonaire ;
  - les maladies de l'appareil respiratoire ;
  - l'embolie pulmonaire au stade des séquelles ;
  - les atteintes valvulaires du cœur droit (valve pulmonaire ou tricuspide) ;
  - l'hypertension artérielle pulmonaire primitive.

Traitement de l'insuffisance cardiaque chronique

Le traitement de l'insuffisance cardiaque associe diversement en fonction de chaque cas :

- un régime de restriction sodée ;
- le repos et l'absence d'effort violent ;
- des diurétiques ;
- des digitaliques ;
- des vasodilatateurs artériels (en particulier inhibiteurs de l'enzyme de conversion qui ont fait la preuve de leur efficacité en matière de réduction de la mortalité dans cette indication), veineux (dérivés nitrés par exemple) ou mixtes ;
- des bêtabloquants, paradoxalement parfois utiles.

Surtout, une enquête étiologique est indispensable à la recherche notamment d'une cause curable. Dans certains cas on peut avoir recours à la greffe cardiaque.

Insuffisance cardiaque aiguë

L'insuffisance cardiaque gauche aiguë est une urgence médicale mettant la vie en jeu dans l'immédiat.

- **Elle peut se manifester par :**
  - des signes de congestion intense constituant le tableau de l'œdème aigu du poumon *(voir ce chapitre)* ;
  - des signes de bas débit sévère brutal réalisant l'état de choc cardiogénique *(voir ce chapitre)* ;
  - l'intrication de ces deux syndromes, gravissime.

TROUBLES DU RYTHME ET DE LA CONDUCTION

Il ne s'agit pas dans ce chapitre de définir chaque trouble du rythme ni d'en décrire l'aspect électrocardiographique *(voir à ce sujet le chapitre « Électrocardiogramme »)* mais de préciser sa signification et ses implications pratiques.

À SAVOIR

Les troubles du rythme mal tolérés (troubles de conscience et/ou insuffisance cardiaque aiguë) nécessitent d'urgence un traitement électrique (choc électrique ou stimulation cardiaque).

Extrasystoles

Des extrasystoles auriculaires fréquentes, surtout lorsqu'elles sont répétitives (plusieurs consécutives) traduisent un risque accru de passage en fibrillation auriculaire.

Les extrasystoles ventriculaires sont bénignes sur cœur sain. Mais en cas de cardiopathie, ischémique notamment, la constatation d'extrasystoles ventriculaires fréquentes et/ou répétitives est le témoin d'un risque élevé de troubles du rythme grave et de mort subite.

Les extrasystoles doivent être traitées lorsqu'elles sont gênantes (palpitations) et peut-être dans certaines situations pathologiques particulières, mais sont en elles-mêmes sans gravité. Ce traitement peut faire appel aux divers médicaments antiarythmiques.

Tachycardies auriculaires

Les tachycardies auriculaires sont souvent idiopathiques (c'est-à-dire sans cause décelable). Elles peuvent cependant survenir au cours de la plupart des cardiopathies et dans de nombreuses affections extracardiaques, hyperthyroïdie notamment.

Les tachycardies auriculaires mettent rarement la vie en jeu par elles-mêmes car le rythme ventriculaire reste en général relativement peu accéléré. Mais les tachycardies auriculaires apportent un *risque d'embolie.*

En effet, pendant la fibrillation ou le flutter auriculaires, les oreillettes ne se contractent plus, ce qui favorise la stase sanguine et la formation de caillots intra-auriculaires ; ces caillots peuvent se libérer et migrer, notamment à l'occasion de la réduction du trouble du rythme.

Ces troubles du rythme justifient donc le plus souvent un *traitement anticoagulant.*

La réduction du trouble du rythme, si elle ne survient pas spontanément, peut être obtenue selon les cas par :

- les médicaments antiarythmiques : digitaliques et cordarone (amiodarone) notamment ;
- la stimulation électrique auriculaire gauche (sonde œsophagienne) ou droite (sonde introduite par cathétérisme veineux) ;
- le choc électrique externe sous anesthésie générale.

Ensuite se pose le problème de la prévention de la récidive (pour laquelle on peut faire appel aux différents médicaments antiarythmiques) et de la durée du traitement anticoagulant.

Préexcitations

On désigne sous le terme de préexcitations certaines malformations cardiaques congénitales au cours desquelles une voie de conduction accessoire fait communiquer électriquement les oreillettes et les ventricules en plus de la voie normale, nodohisienne. Le plus souvent cette voie accessoire va directement d'une oreillette au ventricule adjacent ; on la désigne alors sous le terme « faisceau de Kent ». Cette anomalie est habituellement, mais non toujours, facilement décelable sur l'ECG standard.

La présence d'une voie accessoire favorise la survenue de troubles du rythme et notamment de tachycardies auriculaires et/ou jonctionnelles. L'association de crises tachycardiques et d'une préexcitation constitue le syndrome de Wolff Parkinson White.

Chez certains patients les capacités de conduction de la voie accessoire permettent de transmettre des rythmes auriculaires très rapides aux ventricules, ce qui risque d'aboutir à la fibrillation ventriculaire et à la mort subite. Il importe donc d'évaluer la conduction de la voie accessoire ; on peut utiliser à cet effet l'épreuve d'effort, l'injection de certains antiarythmiques et l'exploration électrophysiologique intracardiaque.

Si la voie accessoire est potentiellement dangereuse ou si les accès tachycardiques le justifient, un traitement doit être proposé qui peut être selon les cas :
- médical : administration d'antiarythmiques ;
- chirurgical : section de la voie accessoire ;
- électrique : ablation par courant radiofréquence de la voie accessoire par cathétérisme cardiaque.

Tachycardies jonctionnelles

Les tachycardies jonctionnelles sont le plus souvent idiopathiques. Elles font parfois intervenir une voie de conduction accessoire *(voir § Préexcitations ci-dessus)*.

Les tachycardies jonctionnelles réalisent typiquement la maladie de Bouveret : accès de palpitations rapides et régulières, de début et de fin brusques, suivis d'une crise polyurique. Ce type de tachycardie, pour désagréable qu'il soit, ne met guère la vie en jeu.

La tachycardie est habituellement facilement réduite par les manœuvres vagales : massage sinocarotidien, compression des globes oculaires, manœuvre de Valsalva (expiration forcée glotte fermée, que l'on peut apprendre au patient à faire lui-même) ou par l'injection de STRIADYNE. Il est cependant parfois nécessaire de recourir à d'autres antiarythmiques injectables.

Un traitement antiarythmique oral est ensuite donné pour prévenir la récidive.

Tachycardies ventriculaires

Si la tachycardie est soutenue, il faut la réduire par choc électrique externe, stimulation ventriculaire, ou injection d'un médicament antiarythmique, sous surveillance continue de l'ECG. Puis se pose le problème de la prévention de la récidive.

• **En l'absence de cardiopathie** (tachycardies ventriculaires idiopathiques), les tachycardies ventriculaires ne mettent pas le pronostic vital en jeu. Elles peuvent se manifester tantôt par des salves incessantes d'extrasystoles ventriculaires (syndrome de Parkinson Papp), tantôt par des accès tachycardiques espacés mais prolongés (« maladie de Bouveret ventriculaire »).

Le traitement antiarythmique a alors pour objectif le confort du patient : il sera donc parfois inutile et toujours médical, le moins agressif possible.

• **Lorsqu'il existe une cardiopathie,** la situation est bien différente : les tachycardies sont alors un élément de mauvais pronostic et peuvent aboutir à la mort subite.

Le traitement est indispensable et peut faire appel aux médicaments antiarythmiques et dans certains cas non pas tant à la stimulation antitachycardie (rarement efficace) qu'à la destruction du point de départ de la tachycardie par fulguration (décharge électrique) ou courant radiofréquence, délivrée par un cathéter intracardiaque, à son exclusion par intervention chirurgicale, ou parfois au défibrillateur implantable.

Fibrillations ventriculaires

La fibrillation ventriculaire coïncide avec un arrêt circulatoire. Asymptomatique quand elle est très brève, elle peut se manifester par des syncopes ou aboutir à la mort subite.

Le traitement de l'accès de fibrillation ventriculaire est le choc électrique immédiat.

La récidive peut être prévenue par les médicaments antiarythmiques. Dans les cas rebelles, on peut avoir recours au défibrillateur implantable.

Torsades de pointe

La torsade de pointe est une forme particulière de trouble du rythme ventriculaire avec arrêt circulatoire. Elle est favorisée par le ralentissement du rythme cardiaque, l'allongement de l'intervalle QT et la survenue d'extrasystoles ventriculaires. Elle peut se voir dans certaines affections congénitales (QT long congénital) et surtout dans les hypokaliémies ou sous l'action de certains médicaments antiarythmiques. Le traitement doit être étiologique chaque fois que possible (correction d'une hypokaliémie, notamment). Le traitement préventif de la récidive dans les formes aiguës consiste à accélérer le cœur par perfusion d'ISUPREL ou stimulation cardiaque. Certains antiarythmiques peuvent être utilisés dans les formes chroniques.

Dysfonctions sinusales

Le rythme auriculaire peut être ralenti brusquement ou en permanence par un trouble d'élaboration de l'influx dans le nœud sinusal ou par un blocage de la transmission de la dépolarisation sinusale aux oreillettes (bloc sino-auriculaire) : c'est ce que l'on appelle la dysfonction sinusale.

Cette dysfonction sinusale est le plus souvent idiopathique. Elle ne donne lieu à des signes fonctionnels que lorsque le rythme d'échappement est déficient. Il s'agit alors de malaises assez atypiques plus que de véritables syncopes. Le diagnostic repose essentiellement sur l'enregistrement Holter, parfois complété par l'exploration électrophysiologique intracardiaque.

Le traitement est la stimulation cardiaque dans les formes symptomatiques.

Une forme particulière est la maladie rythmique de l'oreillette, encore appelée syndrome tachycardie-bradycardie : il y a alternance de bradycardies par dysfonction sinusale et de tachycardies auriculaires paroxystiques. Il est alors souvent nécessaire d'implanter un stimulateur cardiaque pour pouvoir donner sans risque de bradycardie excessive les médicaments antiarythmiques que justifient les accès tachycardiques.

Blocs auriculoventriculaires

Le blocage de la conduction des oreillettes aux ventricules peut être permanent ou paroxystique. La cause peut être tantôt une cardiopathie, ischémique notamment, tantôt une dégénérescence idiopathique du tissu de conduction.

Le bloc auriculoventriculaire complet permanent est révélé par une asthénie, une diminution de la capacité d'effort ou des malaises. Le diagnostic évoqué devant le pouls lent permanent est facilement confirmé par l'ECG.

Le traitement est la mise en place d'un stimulateur cardiaque.

Plus difficile est le diagnostic du bloc auriculoventriculaire paroxystique quand on ne dispose pas d'un tracé percritique. Il réalise typiquement une syncope « à l'emporte-pièce ». L'ECG intercritique est rarement tout à fait normal et montre le plus souvent un aspect de bloc de branche, qui dans ce contexte incite à pousser les investigations : non pas tant enregistrement Holter (souvent décevant dans ce domaine) que test d'effort et surtout exploration électrophysiologique intracardiaque. Un stimulateur cardiaque est indiqué lorsque la présomption de bloc auriculoventriculaire paroxystique est suffisante.

ASTHÉNIE NEUROCIRCULATOIRE

On désigne sous le terme d'asthénie neurocirculatoire l'ensemble des manifestations cardiovasculaires sans support organique. C'est l'un des plus fréquents motifs de consultation en cardiologie.

Cliniquement l'asthénie neurocirculatoire survient sur un terrain anxieux. Les signes fonctionnels sont souvent exacerbés par une situation conflictuelle ou un stress, mais aussi parfois par une authentique affection organique concomitante.

La symptomatologie fonctionnelle est habituellement riche :
- palpitations ;
- malaises de type vagal ;
- dyspnée, préférentiellement lors des stress, mais parfois liée à l'effort ;
- douleurs thoraciques souvent atypiques : très localisées, punctiformes, sous le sein gauche, à type de piqûre ou de picotements, tantôt très brèves (fraction de seconde) tantôt très longues (plusieurs heures), surtout non liées à l'effort.

En contraste, l'examen clinique est habituellement normal. L'électrocardiogramme peut révéler des atypies de la repolarisation.

Toute la difficulé est de s'assurer de l'absence de maladie organique, ce qui peut nécessiter des examens complémentaires.

Le traitement consiste à rassurer le patient et à diminuer son anxiété, en s'aidant au besoin de médicaments anxiolytiques (benzodiazépines).

HYPERTENSION ARTÉRIELLE

Définition

L'hypertension artérielle est l'élévation des chiffres de pression artérielle au-dessus de leurs valeurs normales. Ces valeurs normales sont très variables, notamment en fonction de l'activité du sujet et de son âge *(voir encadré)*.

Conventionnellement on parle d'hypertension artérielle lorsque, au repos, la pression artérielle systolique dépasse 150 mmHg et/ou la pression artérielle diastolique est supérieure à 95 mmHg.

La tension peut être trop élevée en permanence (hypertension artérielle permanente) ou seulement de façon intermittente (hypertension artérielle labile).

Tension artérielle au repos en fonction de l'âge

Tranche d'âge (années)	Limite supérieure de la normale systolique (mmHg)	diastolique (mmHg)
0-1	100	60
1-5	110	65
5-10	120	70
10-15	130	70
15-45	130	70
15-45	140	90
45-60	160	95
> 60	100 + âge	100

Diagnostic

Le plus souvent, le diagnostic d'hypertension artérielle est porté à la suite d'une prise systématique de la tension artérielle.

Plus rarement, des signes fonctionnels attirent l'attention vers une hypertension artérielle :
- céphalées occipitales matinales ;
- épistaxis ;
- sensations de mouches volantes devant les yeux ;
- voire détérioration de la vue.

Parfois encore, l'hypertension est révélée par une de ses complications :
- accident vasculaire cérébral ;
- insuffisance coronaire ;
- insuffisance cardiaque ;
- insuffisance rénale ;
- poussée hypertensive ;
- hypertension artérielle maligne.

- **La technique de prise de la tension artérielle** doit être parfaite. La méthode auscultatoire est la meilleure puisque d'une part, elle est la seule à permettre d'évaluer la pression diastolique et d'autre part, la méthode palpatoire tend à sous-estimer la systolique. Le brassard est placé quelques centimètres au-dessus du pli du coude ; le ballon est positionné à la face antéro-interne du bras ; le stéthoscope est glissé sous le bord inférieur du brassard à sa face antéro-interne au point où l'on perçoit le pouls bicipital. Le brassard est ensuite gonflé jusqu'à disparition du pouls radial et du bruit des battements artériels, puis dégonflé progressivement : l'apparition des bruits correspond à la pression systolique (ou maxima de la tension artérielle), la disparition des bruits à la pression diastolique (ou minima de la pression artérielle).

Bilan du retentissement de l'hypertension

L'hypertension, surtout quand elle est systolodiastolique (c'est-à-dire quand elle porte à la fois sur la systolique et sur la diastolique) et permanente retentit sur :

- les artères, notamment les artères cérébrales dont elle favorise la rupture et la sténose par athérosclérose (risque d'accident vasculaire cérébral) et les artères coronaires (risque d'ischémie myocardique) ;
- le cœur : qui doit pomper contre une pression plus importante que normalement et s'hypertrophie avec un risque d'évolution vers l'insuffisance cardiaque ;
- les reins : néphroangiosclérose pouvant aboutir à l'insuffisance rénale.

Le bilan du retentissement précise donc :

- l'état artériel par l'examen du fond d'œil ;
- l'état cardiaque par l'examen clinique avec électrocardiogramme et éventuellement échocardiogramme ;
- la fonction rénale par le dosage de la créatininémie.

Bilan étiologique

L'hypertension artérielle peut avoir des causes très variées *(voir encadré)* qui doivent être recherchées par l'interrogatoire, l'examen clinique, le ionogramme sanguin, l'examen des urines (protéinurie, examen cytobactériologique).

Principales étiologies de l'hypertension artérielle

Cause	Moyen du diagnostic
réglisse	interrogatoire
pilule anticonceptionnelle	interrogatoire
• causes rénales :	
néphropathie glomérulaire	protéinurie
pyélonéphrite chronique	examen cytobactériologique urinaire
polykystose rénale, etc.	urographie intraveineuse
• causes vasculaires :	
coarctation de l'aorte	aortographie
sténose artérielle rénale	artériographie rénale
• causes endocriniennes :	
hyperaldostéronisme primaire	ionogramme, aldostéronémie
phéochromocytome	VMA, cathécholamines
syndrome de Cushing	cortisolémie
hypothyroïdie	T3, T4, TSH
• toxémie gravidique	

C'est en fonction des données de ce premier bilan, de l'âge du sujet, de la réponse au traitement que l'on décidera de pousser ou non les investigations : urographie intraveineuse, artériographie rénale, dosages hormonaux...

Toutefois, dans l'immense majorité des cas, le bilan étiologique est négatif, le mécanisme de l'hypertension reste inconnu : on parle alors d'hypertension artérielle essentielle.

Traitement

Lorsqu'une cause est trouvée, le traitement étiologique permet la guérison de l'hypertension. Toutefois, dans les sténoses de l'artère rénale, il persiste souvent un certain degré d'hypertension après restauration (par intervention chirurgicale ou par angioplastie endoluminale) d'un calibre artériel normal.

Le plus souvent l'hypertension artérielle est essentielle ou sa cause n'est pas curable, le traitement se limite alors à l'administration de médicaments antihypertenseurs *(voir ce chapitre)*.

PATHOLOGIE ARTÉRIELLE

Artériopathie chronique oblitérante des membres inférieurs

Le diagnostic d'artérite des membres inférieurs est évoqué devant des douleurs d'un membre inférieur liées à l'effort voire spontanées, avec anomalie des pouls et souvent souffle sur le trajet artériel correspondant, et parfois déjà troubles trophiques distaux (peau amincie, rouge ou cyanique, voire ulcération).

Le diagnostic est confirmé par échographie et doppler artériels.

Le traitement médical repose sur :
- l'arrêt du tabac ;
- la marche (qui développe la circulation collatérale) ;
- l'administration de vasodilatateurs artériels et/ou d'antiagrégants plaquettaires.

Lorsque malgré ce traitement la gêne fonctionnelle est importante (périmètre de marche très limité, voire douleurs spontanées) et/ou en cas de troubles trophiques, un geste de revascularisation doit être discuté après artériographie des membres inférieurs.

Il s'agira selon les cas d'une angioplastie endoluminale par cathéter à ballonnet, d'une endartériectomie (excision de la plaque d'athérome) chirurgicale ou d'un pontage artériel (interposition entre l'amont et l'aval du rétrécissement d'une prothèse artérielle ou d'un greffon veineux).

POUR COMPRENDRE

Communément dénommée artérite des membres inférieurs, l'artériopathie chronique oblitérante des membres inférieurs est due au rétrécissement par athérosclérose des artères iliofémorales et/ou des membres inférieurs. Les facteurs de risque sont les mêmes que pour la maladie coronaire.

Le rétrécissement athéromateux provoque une ischémie d'aval d'autant plus marquée que la sténose est plus importante. À l'effort (marche notamment) le débit en aval de la sténose ne peut pas augmenter suffisamment, ce qui aggrave l'ischémie.

Cette ischémie provoque des douleurs (habituellement unilatérales du mollet) qui dans un premier temps ne surviennent qu'à l'effort (claudication intermittente) puis deviennent même spontanées. L'ischémie peut aussi entraîner des troubles trophiques (nécrose cutanéomusculaire) qui peuvent aboutir à la gangrène.

Dans les formes évoluées avec gangrène, la chirurgie de revascularisation est souvent techniquement impossible ; une amputation est alors pratiquement inévitable à plus ou moins brève échéance.

Anévrysme artériel

Le diagnostic d'anévrysme artériel peut être fait à l'occasion d'un examen systématique ou devant des signes d'ischémie tantôt comparables à ceux de l'artérite chronique, tantôt brutaux par embolie, plus rarement devant des douleurs anévrysmales.

L'examen trouve typiquement une masse battante expansive et soufflante sur le trajet d'une artère.

L'examen est confirmé par l'échographie artérielle et/ou le scanner. L'artériographie est nécessaire lorsqu'une intervention chirurgicale est envisagée ou en cas de doute diagnostique.

La rupture de l'anévrysme est le risque majeur. Elle doit être redoutée chaque fois qu'un anévrysme est douloureux : il y a alors urgence chirurgicale.

Pour prévenir cette rupture, les anévrysmes artériels sont opérés systématiquement lorsqu'ils dépassent une certaine taille (variable selon leur localisation). Dans le cas contraire, une surveillance régulière des dimensions de l'anévrysme doit être instituée (échographie et/ou scanner).

POUR COMPRENDRE

L'anévrysme artériel (ou ectasie artérielle) est la dilatation anormale d'un segment d'artère. L'anévrysme peut être allongé en fuseau (anévrysme fusiforme) ou prendre l'aspect d'un sac appendu à la lumière artérielle (anévrysme sacciforme).

Un anévrysme peut être congénital ou acquis. Sa survenue est alors favorisée par d'éventuelles anomalies du tissu élastique, l'artériosclérose ou un traumatisme. On peut comparer les conséquences hémodynamiques d'un anévrysme à celles de l'interposition d'un lac sur le courant d'une rivière : le flux est brusquement ralenti. Ceci conduit à une chute de la pression d'aval et à une stagnation du sang dans l'anévrysme où peuvent se former des caillots avec risque d'embolies.

Au niveau de l'anévrysme, la paroi artérielle est amincie et fragilisée, ce qui explique la complication la plus grave : la rupture anévrysmale (souvent précédée de douleurs) réalisant un tableau hémorragique dramatique.

Dissection aortique

Le diagnostic de dissection aortique est évoqué devant une douleur thoracique, lombaire, ou abdominale, avec anomalie des pouls et/ou souffle d'insuffisance aortique.

L'électrocardiogramme est normal (sauf extension de la dissection aux artères coronaires ou rupture dans le péricarde).

L'échographie cardiaque, notamment transœsophagienne, l'IRM ou le scanner permettent de confirmer le diagnostic. L'artériographie est parfois nécessaire.

Le traitement est urgent et chirurgical.

POUR COMPRENDRE

Sous l'effet d'une poussée hypertensive, la partie interne de la paroi aortique se rompt sur quelques centimètres ; à partir de cette porte d'entrée le sang s'infiltre à l'intérieur même de la paroi artérielle et la dédouble sur une étendue variable. Sur toute la hauteur de la zone ainsi disséquée il y a deux voies pour le courant sanguin : la vraie lumière artérielle et un faux chenal dans la paroi artérielle.

La vie est en jeu dans l'immédiat du fait des risques d'ischémie dans le territoire des artères concernées et de rupture dans le ventricule gauche (insuffisance aortique), le péricarde (hémopéricarde), le médiastin (hémomédiastin), etc.

PATHOLOGIE VEINEUSE ET EMBOLIE PULMONAIRE

Phlébite des membres inférieurs

La phlébite se traduit cliniquement par une fébricule et, localement, une douleur du mollet qui est blanc et infiltré d'œdème.

Le diagnostic peut être confirmé par échographie-doppler des veines des membres inférieurs, pléthysmographie ou surtout phlébographie.

POUR COMPRENDRE

La phlébite est l'occlusion d'une veine par un caillot sanguin.

La phlébite des membres inférieurs survient surtout en cas d'immobilisation prolongée (plâtre notamment) et fréquemment en post-opératoire, en post-partum ou post-abortum, ou chez les cardiaques alités. Dans ces circonstances, un traitement préventif est justifié ; ce traitement fait habituellement appel à l'héparine sous-cutanée.

Le traitement par repos au lit (jusqu'à régression des signes locaux) et héparine doit être institué pour éviter les deux complications que sont :

- l'embolie pulmonaire *(voir ci-après)* qui apporte un risque vital ;
- les troubles trophiques postphlébitiques (grosse jambe disgracieuse, avec gêne fonctionnelle).

Un traitement anticoagulant par antivitamines K est ensuite administré pendant plusieurs semaines pour prévenir la récidive.

Embolie pulmonaire

L'embolie pulmonaire est suspectée devant une douleur thoracique en point de côté, une polypnée, des malaises lipothymiques, parfois des palpitations, une fébricule. L'ECG peut révéler une arythmie par fibrillation auriculaire ou des anomalies de la repolarisation ; l'analyse des gaz du sang artériel montre une hypocapnie et souvent une hypoxie ; la radiographie de thorax oriente souvent le diagnostic. Mais le diagnostic de certitude repose essentiellement sur la scintigraphie pulmonaire (une scintigraphie normale élimine pratiquement le diagnostic d'embolie pulmonaire), l'angioscanner (mais il peut méconnaître une embolie distale) et surtout l'angiographie pulmonaire qui visualise l'obstruction artérielle. Ces examens précisent l'importance de l'occlusion artérielle pulmonaire d'où découle le pronostic.

Le traitement comporte :

- le repos au lit, les premiers jours en réanimation ;
- l'héparinothérapie suivie des antivitamines K ;
- dans certaines formes graves les thrombolytiques, voire l'embolectomie chirurgicale.

Pour comprendre

Urgence médicale, l'embolie pulmonaire est l'occlusion brutale de l'artère pulmonaire ou de l'une de ses branches, le plus souvent par un caillot sanguin migrant à partir d'une phlébite des membres inférieurs. Cette occlusion brutale peut aboutir à la mort subite. Les échanges gazeux ne peuvent plus se faire entre le sang et les alvéoles pulmonaires dans le territoire vasculaire correspondant, d'où hypoxémie.

Les facteurs favorisants sont les mêmes que ceux des phlébites des membres inférieurs.

Insuffisance veineuse

L'insuffisance veineuse est l'incompétence du réseau veineux des membres inférieurs à assurer un retour veineux suffisant du sang vers le cœur, habituellement par défaillance des valvules veineuses.

L'insuffisance veineuse est très fréquente, surtout chez la femme (elle est favorisée par la grossesse), et se manifeste initialement par :
- une sensation de jambes lourdes voire douloureuses, surtout en fin de journée, soulagée par le repos, jambes surélevées ;
- un lacis veineux violacé sous-cutané ;
- parfois des œdèmes des membres inférieurs.

L'évolution peut se faire vers la formation de varices, dilatations permanentes d'une veine. Les varices sont un facteur de stagnation sanguine et apportent les risques suivants :
- phlébite (*voir ci-dessus*) ;
- rupture de varices (traitement = compression) ;
- ulcère variqueux (nécrose cutanée favorisée par la stase veineuse).

Le traitement comporte :
- les médicaments phlébotoniques, souvent décevants ;
- la contention élastique des membres inférieurs (bandages, bas, collants) ;
- éviter les facteurs favorisants que sont : station debout immobile ou assise prolongée, surcharge pondérale, bains trop chauds, exposition prolongée des jambes au soleil, vêtements trop serrés, pilule contraceptive contenant des œstrogènes, etc.
- entretenir une activité physique et sportive : marche, natation, course à pied, vélo, ski de fond ; mais éviter les sports plus statiques ;
- au stade de varices : la sclérose de varices (injection périveineuse d'un liquide sclérosant), la ligature de petites veines ou le *stripping* (ablation d'une longue portion de veine) peuvent être indiqués pour diminuer la stase sanguine, améliorer l'esthétique et prévenir les complications ;
- le traitement essentiel de l'ulcère variqueux est le repos jambe surélevée qui sera associé au traitement local (nettoyage de la plaie, par exemple au sérum physiologique ; protection de la peau environnante, par exemple avec de l'huile de vaseline ; pansement gras).

CHAPITRE 5

Urgences cardiovasculaires

Les urgences cardiovasculaires mettent la vie en jeu dans l'immédiat. Il faut absolument connaître l'attitude à adopter dans ces circonstances et savoir où trouver rapidement le matériel indispensable.

CHARIOT D'URGENCE

Pour pouvoir disposer immédiatement du matériel et des médicaments nécessaires en cas d'urgence vitale, le mieux est de les rassembler sur un chariot que l'on pourra amener facilement sur place. On évitera ainsi des déplacements inutiles et une perte de temps.

Ce chariot doit comporter :
- un défibrillateur avec de la pâte conductrice ;
- le matériel nécessaire à la mise en place d'une perfusion ou transfusion par voie veineuse périphérique ou centrale ;
- le matériel indispensable pour assurer une oxygénation par sonde ou débuter une ventilation assistée tant au masque que par intubation trachéale ;
- le matériel permettant l'aspiration bronchique ou gastrique ;
- le matériel de ponction et de drainage pleural ;
- les solutés et médicaments utiles dans les grandes urgences vitales.

On trouvera un exemple de composition d'un chariot d'urgence ci-après *(voir encadré)*.

Le chariot d'urgence doit toujours être opérationnel et vérifié très régulièrement. Le fonctionnement du matériel doit être testé et son usage limité aux urgences vitales. Les consommables utilisés doivent être remplacés dès la situation d'urgence passée. La péremption des médicaments et du matériel stérile doit être contrôlée. Une grande rigueur est indispensable sur ce plan.

Exemple de composition d'un chariot d'urgence

- **Défibrillateur avec pâte conductrice.**
- **Matériel pour abord veineux :** cathéters courts (4 de chaque taille). Cathéters pour voie centrale (4). Tubulures à perfusion (5). Tubulures à transfusion (5). Raccords souples (4). Robinets à 3 voies (4). Rampes de perfusion (4). Panier à perfusion (2).
- **Petit matériel :** aiguilles pour intramusculaire (10) ; pour intraveineuse (10) ; pour sous-cutanée (10). Aiguilles « pompeuses » (10). Seringues 50 ml (4) ; 20 ml (6) ; 10 ml (10) ; 5 ml (4) ; 2 ml (4). Seringues pour gaz du sang (4). Compresses stériles (10 paquets de 5). Adhésif pour pansements (qsp 6 pansements). Sparadrap. Aiguille droite sertie avec fils pour suture (4). Bistouris stériles (4). Champs stériles papier grand modèle (4). Casaques stériles à usage unique (2). Gants stériles (2 paires de chaque taille). 1 haricot. 3 garrots.
- **Matériel d'oxygénation et ventilation :** sondes à oxygène nasal. Masques à oxygène (différentes tailles). Raccords pour sondes à oxygène (6). Ambu (1). Sondes d'intubation (2 de chaque taille). Laryngoscope (1) avec jeu de lames, ampoule et piles de rechange. Mandrin pour sonde d'intubation. Lubrifiant en spray. Xylocaïne en spray.
- **Matériel d'aspiration :** bocal d'aspiration avec manomètre. Tuyaux souples et raccords. Sondes d'aspiration bronchique (10). Sondes gastriques type Salem (2). Drains pleuraux type Pleurocath (2).
- **Solutés de perfusion :** glucosé 5 % 500 ml (2) ; 10 % 500 ml (1) ; 30 % 10 ml (5). Bicarbonate de Na 4,2 % 500 ml (2) ; de Na 8,4 % 250 ml (2). Plasmion 500 ml (1). Chlorure de sodium 0,9 % 500 ml (1). Eau pour préparations injectables 10 ml (10).
- **Médicaments non injectables :** Natispray (1 flacon). Ventoline (1 flacon). Adalate (5 gélules).
- **Médicaments injectables :** Adrénaline (50). Cédilanide (2). Chlorure de calcium (4). Cipralan (4). Cordarone (4). Dobutrex (4). Dopamine (4). Droleptan (2). Flécaine (4). Héparine (2). Isuprel (30). Lasilix 20 (8). Protamine (2). Rythmodan (4). Soludécadron (4). Striadyne (4). Théophylline (4). Trinitrine (4). Valium (4). Ventoline (4). Xylocaïne 1 % (4). Xylocaïne 2 % (4).

ARRÊT CARDIOCIRCULATOIRE

Les secondes comptent. Le diagnostic doit être immédiat. Il faut débuter le traitement aussitôt.

Diagnostic

Le patient est en état de mort apparente :

- perte de connaissance brutale et complète ;
- pâleur livide ;
- arrêt respiratoire ou bradypnée extrême (gasp) ;
- parfois crise convulsive inaugurale avec perte d'urine.

Le diagnostic est confirmé par l'absence de pouls fémoral ou carotidien.

Traitement

Dès le diagnostic posé, il faut :

1. Donner un coup de poing dans le sternum :
Cela peut suffire à faire repartir le cœur, notamment en cas de bloc.

2. En cas d'échec :

- Alerter toute l'équipe.
- Approcher le chariot d'urgence.
- **Délivrer dès que possible un choc électrique externe.**

3. En cas d'échec (pouls toujours absent) :
Débuter les manœuvres de ressuscitation.

- Massage cardiaque externe.
- Ventilation assistée au masque (plus efficace et plus hygiénique que l'héroïque bouche-à-bouche) puis par sonde d'intubation trachéale en oxygène pur.
- Mise en place d'un abord veineux pour injections de drogues selon prescription médicale.

Massage cardiaque externe

- Le patient allongé sur le dos, si possible sur un plan dur (planche sous le matelas).
- La paume d'une main est posée en regard de la partie basse du sternum.
- La paume de l'autre main est posée sur le dos de la première.
- On déprime de quelques centimètres la paroi thoracique en poussant fermement des deux mains vers le bas puis, après une courte pause, on relâche brusquement.
- Le rythme du massage doit être environ 60 coups par minute et peut être calqué sur celui, trois fois moindre, de la ventilation assistée.
- L'efficacité du massage est vérifiée par la palpation du pouls fémoral.

4. Puis il faut dès que possible enregistrer un ECG pour préciser le mécanisme de l'arrêt circulatoire :

- Tracé complètement désorganisé ou rythme très rapide = fibrillation ventriculaire ou tachycardie extrême : choc électrique. Si le trouble du rythme rechute rapidement après le choc électrique, antiarythmique intraveineux puis nouveau choc.
- Tracé plat : ADRÉNALINE (ou autre agent sympathomimétique), habituellement 5 ampoules en flash à renouveler jusqu'à apparition d'une fibrillation ventriculaire qui permet un choc électrique.
- Rythme très lent : probable bloc complet. Le coup de poing sternal fait souvent repartir le cœur. Mise en place dès que possible d'une sonde d'entraînement reliée à un stimulateur cardiaque externe. En attendant une perfusion d'ISUPREL (5 ampoules dans 250 ml de glucosé à 5 %, perfusion débutée 5 à 10 gouttes/minute soit 15 à 30 ml/h) peut contribuer à maintenir un rythme ventriculaire suffisant.
- Tracé peu altéré : dissociation électromécanique. On peut essayer l'injection de chlorure de calcium et de cathécholamines, mais le pronostic est sombre car cette situation traduit souvent une rupture du cœur.

Choc électrique externe

- Enduire les électrodes de pâte conductrice.
- Charger le défibrillateur jusqu'à 350 ou 400 joules.
- Appliquer les électrodes : l'une en parasternal droit et l'autre sur la ligne axillaire gauche.
- Vérifier qu'aucun assistant n'est en contact avec le patient ou son lit.
- Déclencher le choc.

ŒDÈME AIGU DU POUMON D'ORIGINE CARDIAQUE

Diagnostic

L'œdème aigu du poumon est parfois révélateur de la maladie cardiaque. Plus souvent il vient compliquer l'évolution d'une cardiopathie connue et l'on trouve souvent à son origine un facteur déclenchant :

- écart de régime ;
- erreur de traitement ;
- trouble du rythme ;
- infection intercurrente ;
- infarctus aigu du myocarde...

Pour comprendre

La défaillance brutale du cœur gauche entraîne une forte élévation des pressions d'amont et la sérosité plasmatique inonde les alvéoles pulmonaires.

Par suite, les échanges gazeux se font mal et l'oxygène ne parvient que difficilement dans le sang : on observe une hypoxémie (baisse de la PaO_2) et une dyspnée intense. Le malade hyperventile pour compenser cette hypoxie (d'où baisse de la $PaCO_2$).

Mais bientôt, le patient se fatigue et ne parvient plus à hyperventiler, il se couvre de sueurs, s'agite ou somnole, sa $PaCO_2$ s'élève. À ce stade, seule la ventilation assistée peut, dans les cas favorables, éviter la mort par asphyxie.

Les signes cliniques de l'œdème aigu du poumon sont :
- une dyspnée souvent intense avec polypnée (respiration rapide et superficielle) et orthopnée (le malade ne supporte pas la position allongée et reste assis au bord de son lit les jambes pendantes) ;
- parfois une cyanose marquée, des sueurs, une agitation qui, lorsqu'ils sont présents, sont des signes de gravité ;
- des râles crépitants bilatéraux à l'ausculation pulmonaire.

L'inspection, la palpation des pouls et la prise de la tension artérielle recherchent des signes de choc.

Les gaz du sang artériel évaluent la sévérité de l'hypoxie et recherchent une hypercapnie (signe de gravité).

Le bilan biologique comporte également :
- un hémogramme à la recherche d'une anémie (qui pourrait aggraver la dyspnée) ;
- un dosage de la créatininémie et un ionogramme sanguin (car un traitement diurétique va très probalement être institué) ;
- un dosage des enzymes cardiaques (recherche d'un infarctus à l'origine de la décompensation) ;
- un bilan de coagulation avec TP et TCA (car un traitement anticoagulant est souvent indiqué).

L'ECG est indispensable et cherche plus particulièrement un trouble du rythme et/ou un infarctus en évolution, qui pourraient être à l'origine de la décompensation cardiaque.

La radiographie de thorax (souvent faite au lit après transfert du patient en réanimation) confirme le diagnostic en montrant des opacités pulmonaires floconneuses bilatérales.

Traitement

En dehors des grandes détresses respiratoires où l'intubation trachéale et la ventilation assistée sont nécessaires d'emblée, le traitement initial fait appel :
- **à l'oxygénothérapie** par sonde nasale (3 à 5 litres/minute) ;
- à la mise en place d'une **voie veineuse** avec perfusion garde-veine, en vue d'injections médicamenteuses ;
- au **lasilix** intraveineux (40 à 80 mg) ;

- aux **dérivés nitrés** sublinguaux et/ou intraveineux (seringue électrique) et/ou percutanés, voire à d'autres vasodilatateurs ;
- éventuellement :
  - **opiacés** (ils diminuent l'anxiété et ont une action vasodilatatrice, mais risquent d'entrainer bradycardie, hypotension et somnolence),
  - **saignée rapide** d'au moins 300 ml (contre-indiquée dans les formes avec hypotension),
  - **mise en place de garrots** peu serrés (de façon à comprimer les veines mais pas les artères) à la racine de 3 des 4 membres, en changeant de membre libre tous les quarts d'heure (méthode du tourniquet),
  - **traitement d'un trouble du rythme,**
  - **tonicardiaques** (digitaliques ou sympathomimétiques),
  - **traitement anticoagulant.**

Le patient est transféré dès que possible en réanimation.

L'évolution est suivie sur : le pouls ; la tension artérielle ; la diurèse ; l'état de conscience ; le degré de dyspnée ; la recherche de signes de mauvaise tolérance (sueurs, cyanose, marbrures…) ; l'ECG par scope ; la gazométrie artérielle.

L'absence d'amélioration rapide de l'état clinique et des gaz du sang artériel conduit à l'exploration hémodynamique par cathétérisme droit selon la méthode de Swan Ganz, ce qui permet la meilleure adaptation du traitement (vasodilatateurs, tonicardiaques sympathomimétiques, voire ventilation assistée).

Si l'évolution ultérieure est favorable, il faudra :
- chercher et traiter le facteur déclenchant de la décompensation cardiaque ;
- sevrer progressivement le patient de son traitement intraveineux ;
- rééquilibrer l'insuffisance cardiaque par un traitement oral approprié ;
- faire le bilan de la cardiopathie causale.

ÉTAT DE CHOC CARDIOGÉNIQUE

L'état de choc cardiogénique est un syndrome gravissime qui survient le plus souvent à la phase aiguë de l'infarctus du myocarde, notamment en cas de complication mécanique (rupture septale ou rupture de pilier mitral). Il peut toutefois être dû à un trouble du rythme, décelé par l'ECG, qu'il faut réduire immédiatement.

C'est une insuffisance cardiaque brutale avec bas débit et élévation des pressions de remplissage ventriculaires.

Diagnostic

Cliniquement l'état de choc se manifeste ainsi :
- le pouls est filant, rapide ;
- la tension artérielle est basse et pincée ;
- les extrémités sont froides et marbrées ;
- la diurèse est abaissée ;
- dans les formes sévères surviennent des troubles de la conscience par abaissement du débit cérébral.

Le diagnostic est habituellement confirmé par cathétérisme droit.

Traitement

Le traitement associe en fonction de chaque cas :
- oxygénothérapie, si besoin par ventilation assistée ;
- tonicardiaques sympathomimétiques intraveineux ;
- vasodilatateurs si la tension le permet ;
- voire assistance circulatoire.

Chaque fois que possible, on envisagera un traitement à visée étiologique : traitement d'un trouble du rythme, remplacement valvulaire mitral, fermeture d'une rupture septale, angioplastie coronaire, ...

ISCHÉMIE AIGUË DES MEMBRES INFÉRIEURS

L'ischémie aiguë des membres est due à l'occlusion brutale d'une artère par une thrombose ou une embolie. C'est une urgence médicochirurgicale.

Diagnostic positif

- L'extrémité du membre est froide et livide ou cyanique.
- Les pouls sont abolis en aval de l'occlusion artérielle.
- Parfois on constate déjà des troubles trophiques.

Diagnostic de gravité

Les signes de gravité sont :

- cliniquement : l'apparition de troubles sensitifs et/ou moteurs par atteinte nerveuse périphérique d'origine ischémique ;
- biologiquement une hyperkaliémie ou une myoglobinémie (par destruction musculaire), une acidose lactique (par catabolisme anaérobie).

Attitude pratique

Dès le diagnostic posé on met en route un traitement par héparine et on envisage une artériographie en urgence, le cas échéant après transfert en milieu spécialisé. L'artériographie précise :

- le mécanisme de l'occlusion (embolie ou thrombose) ;
- son siège exact ;
- l'état du réseau d'aval ;
- l'importance de la circulation collatérale.

C'est l'artériographie qui permet de décider d'un éventuel geste chirurgical : thrombectomie, pontage, résection anastomose, etc.

CHAPITRE 6

Mesures diététiques

Nous ne reviendrons pas sur le régime diabétique, mais il nous faut mentionner les principaux éléments des régimes hypolipidémiants et surtout du régime « sans sel ».

RÉGIME DE RESTRICTION SODÉE

Un régime de restriction sodé (régime « sans sel ») est une contrainte importante : il prive de nombreux aliments et ôte beaucoup de saveur aux autres. Pour cette raison il ne doit être imposé que s'il est réellement utile et même indispensable.

Dans l'insuffisance cardiaque le régime sans sel permet de lutter contre la rétention hydrosodée et les œdèmes. C'est la seule situation où un régime sans sel est tout à fait nécessaire. Tout écart de régime (qu'il soit important et brutal, ou faible mais répété) risque d'aboutir à une décompensation, parfois dramatique voire mortelle, de l'insuffisance cardiaque.

Les principaux éléments du régime sans sel sont rapportés dans l'encadré ci-après.

Le régime de restriction sodée le plus strict apporte quand même environ 2 g/jour de NaCl ; un régime normal en contient plus de 10.

Le régime de restriction sodée

- Supprimer le sel de cuisine et le sel de table.
- Aliments interdits : pâtisseries du commerce ; confiseries, chocolat ; salaisons, charcuteries ; fruits de mer, crustacés ; fromages et laitages ; poissons fumés ; choucroute ; conserves industrielles ; olives, cornichons ; boissons sucrées du commerce ; bière ; eaux minérales alcalines (Vichy, notamment).
- Aliments à remplacer :
  - pain usuel par pain ou biscottes sans sel ;
  - lait usuel par lait désodé ;
  - moutarde par moutarde désodée.
- Attention aux médicaments effervescents et aux sirops : ils sont parfois riches en sodium.
- L'assaisonnement des aliments est autorisé par :
  - sels de remplacement réellement désodés ;
  - vinaigre, citron ;
  - épices et aromates.

RÉGIMES HYPOLIPIDÉMIANTS

Un régime hypolipidémiant doit être donné chaque fois que l'on constate à plusieurs reprises, à quelques semaines ou mois d'intervalle, une hyperlipidémie. Ce traitement diminue le risque de lésions athéromateuses.

Le régime à proposer est différent selon que l'augmentation des lipides plasmatiques porte sur les triglycérides ou le cholestérol.

En cas d'élévation des triglycérides il faut limiter la ration calorique, la consommation d'alcool et les apports de sucres d'absorption rapide (sucres ayant réellement le goût sucré, par opposition aux sucres « lents » que sont les féculents et farines).

En cas d'élévation du cholestérol il faut aussi limiter la ration calorique mais ce sont surtout les apports en cholestérol qui doivent être diminués *(voir enca-*

dré « Le régime hypocholestérolémiant »). Ce régime doit être suffisamment sévère pour être efficace, mais aussi suffisamment souple pour être supportable et suivi.

Au contraire du régime sans sel, un écart de régime hypocholestérolémiant peut être autorisé de façon exceptionnelle sans risque.

Si le régime ne suffit pas à corriger l'hyperlipidémie, il faut lui adjoindre un traitement par des médicaments hypolipidémiants.

Le régime hypocholestérolémiant

- Aliments à éviter :
- viandes rouges et viandes grasses ;
- charcuteries ;
- glaces ;
- fromages ;
- beurre ;
- jaunes d'œufs ;
- sauces.

- À leur place, préférer :
- lait écrémé ;
- yaourt et fromage blanc écrémés ;
- volailles (sans leur peau) ;
- poisson ;
- huiles et margarines végétales polyinsaturées : soja, maïs, tournesol.

CHAPITRE 7

Médicaments à visée cardiovasculaire

DIURÉTIQUES

Mécanisme d'action

Les diurétiques augmentent l'élimination rénale du sodium et de l'eau.

Certains d'entre eux augmentent aussi l'élimination du potassium : ce sont les diurétiques hypokaliémiants.

D'autres au contraire favorisent la réabsorption du potassium : ce sont les diurétiques épargneurs de potassium.

Indications principales

Insuffisance cardiaque : les diurétiques diminuent la surcharge hydrosodée et les signes de congestion (œdèmes). Hypertension artérielle.

Contre-indications

Insuffisance rénale pour les diurétiques épargneurs de potassium.

Effets indésirables

Déshydratation qui peut aboutir à une insuffisance rénale : surveiller la créatininémie, l'urémie et le ionogramme.

Pour les diurétiques hypokaliémiants :
- hypokaliémie avec risque de troubles du rythme, ce qui nécessite la surveillance du ionogramme et souvent l'association à un sel de potassium ou à un diurétique épargneur de potassium ;
- hyperuricémie voire crise de goutte.

Pour les diurétiques épargneurs de potassium :
- hyperkaliémie avec risque de troubles du rythme, surtout en cas d'insuffisance rénale.

Associations dangereuses

Certains antiarythmiques avec les diurétiques hypokaliémiants (risque de favoriser certains troubles du rythme).

Inhibiteurs de l'enzyme de conversion avec les diurétiques hyperkaliémiants (risque accru d'hyperkaliémie).

Diurétiques hypokaliémiants

• *Diurétiques thiazidiques :* ce sont des diurétiques dont l'action est lente et prolongée (quelques jours). Leur administration est uniquement orale. Ce sont : CHRONEXAN (xipamide) ; FLUDEX (indapamide) ; HYGROTON (chlortalidone) ; LUMITENS (xipamide) ; NATURINE LÉO (bendroflumethiazide).

• *Diurétiques non thiazidiques,* encore appelés diurétiques de l'anse :
BURINEX (bumétanine) ; EURELIX (pirétanide) ; FUROSEMIX (furosémide) ; LASILIX (furosémide).

Le LASILIX est un diurétique puissant d'action rapide et courte (quelques heures), notamment par voie injectable. C'est le diurétique des urgences cardiovasculaires.

Diurétiques épargneurs de potassium

• *Antialdostérones :* ce sont des médicaments dont l'action s'oppose à celle des hormones minéralocorticoïdes. Leur action diurétique est modérée, lente et se prolonge plusieurs jours. Ils apportent un risque d'impuissance et de gynécomastie chez l'homme, de troubles des règles et de tension douloureuse des seins chez la femme. Les formes orales sont :
ALDACTONE (spironolactone) ; PRACTON (spironolactone) ; SPIROCTAN (spironolactone) ; SPIRONONE MICROFINE (spironolactone) ; SPIRONOLACTONE GNR (spironolactone).

Le traitement antialdostérone peut être administré par voie intraveineuse sous forme de SOLUDACTONE (canréonate de potassium).

• *Non antialdostérones :* ces diurétiques ont une action faible, lente et prolongée (24 heures environ) et n'existent que sous forme orale :
MODAMIDE (amiloride) ; triamtérène (uniquement en association).

Associations de diurétiques hypokaliémiants et épargneurs de potassium

• *Thiazidique et antialdostérone :* ALDACTAZINE (altizide + spironolactone) ; PRACTAZIN (altizide + spironolactone) ; PRINACTIZIDE (altizide + spironolactone) ; SPIROCTAZINE (altizide + spironolactone).

• *Thiazidique et épargneur de potassium non antialdostérone :* CYCLOTERIAM (cyclothiazide + triamtérène) ; ISOBAR (méthylchlothiazide + triamtérène) ; MODURETIC (hydrochlorothiazide + amiloride) ; PRESTOLE (hydrochlorothiazide + triamtérène).

• *Diurétique de l'anse* et *épargneur de potassium non antialdostérone :* LOGIRÈNE (furosémide + amiloride).

• *Diurétique de l'anse et antialdostérone :* ALDALIX (furosémide + spironolactone).

DIGITALIQUES

Mécanisme d'action

Les digitaliques ont une action complexe associant :

- un effet inotrope positif, encore appelé tonicardiaque : c'est-à-dire que les digitaliques augmentent la force de contraction des fibres myocardiques ;
- un effet ralentisseur, bradycardisant, au niveau du nœud sinusal ;
- un effet ralentisseur de la conduction dans le nœud auriculoventriculaire ;
- un effet antiarythmique à l'étage auriculaire ;
- mais au contraire un effet pro-arythmique, c'est-à-dire facilitateur des troubles du rythme, à l'étage ventriculaire.

Indications

Insufffisance cardiaque. Tachycardies à l'étage auriculaire.

Contre-indications

Certains troubles du rythme à l'étage ventriculaire. Bradycardies et/ou bloc auriculoventriculaire non appareillé. Myocardiopathies obstructives. Rétrécissement aortique. Hypo ou hyperkaliémie.

Effets indésirables

Troubles du rythme et de la conduction.

À dose toxique : nausées, vomissements, diarrhée, troubles de la vision des couleurs, troubles du rythme et de la conduction parfois mortels.

Associations dangereuses

Calcium en intraveineux.

Médicaments hypokaliémiants : diurétiques, laxatifs, corticoïdes, etc.

Principales spécialités pharmaceutiques

Par voie orale

- DIGITALINE (digitoxine), d'élimination lente (demi-vie 5 jours) essentiellement hépatique ;
- DIGOXINE (digoxine), d'élimination relativement rapide (demi-vie 36 heures) essentiellement rénale.

Formes intraveineuses

CÉDILANIDE (deslanoside) ; DIGOXINE (digoxine) ; DIGITALINE (digitoxine).

Ce sont des médicaments d'urgence, utilisés dans certains troubles du rythme auriculaires et dans l'insuffisance cardiaque aiguë (en dehors de l'état de choc). La posologie est de 1 à 3 ampoules les premières 24 heures, adaptée ensuite à la réponse thérapeutique.

ANTICOAGULANTS

Anticoagulants injectables

Les anticoagulants injectables sont l'héparine et ses dérivés.

Principales indications

Phlébite. Embolie pulmonaire. Prévention de la maladie thrombo-embolique, notamment en cas de troubles du rythme auriculaire ou de prothèse valvulaire mécanique.

Effets indésirables

Accidents hémorragiques dont l'antidote est le sulfate de protamine.

Thrombopénie de mécanisme allergique.

Actes contre-indiqués

Injections intramusculaires.

Ponctions articulaires ou autres gestes apportant un risque de saignement mal contrôlable par compression.

Principales spécialités pharmaceutiques

• *L'héparine :* s'administre par voie intraveineuse en injections espacées de 2 à 4 heures, ou de préférence en perfusion continue à la seringue électrique. C'est l'anticoagulant d'urgence.

• *Les héparinates de calcium :* s'administrent par voie sous-cutanée à raison de 2 ou mieux 3 injections par 24 heures. Leur action est moins rapide mais la voie sous-cutanée facilite la déambulation.

Ce sont : CALCIPARINE ; HÉPARINE CALCIQUE, etc.

• *Les héparines de bas poids moléculaire :* s'administrent par voie sous-cutanée en 1 ou parfois 2 injections quotidiennes ; leur utilisation comporterait un risque moindre de thrombopénie. Leur efficacité n'a pas encore été complètement évaluée dans certaines indications.

Ce sont : CLIVARINE ; FRAGMINE ; FRAXIPARINE ; INOHEP ; LOVENOX.

Adaptation du traitement

La posologie peut être réglée :

- pour l'héparine et les héparinates de calcium en fonction du temps de céphaline activée (TCA). Le prélèvement sanguin doit être fait 4 heures après changement de dose pour l'héparine intraveineuse, ou 4 heures après l'injection sous-cutanée précédente avec les héparinates de calcium lorsqu'ils sont administrés toutes les 8 heures. Le TCA doit être maintenu entre deux et trois fois le temps du témoin pour un traitement curatif, à moins de deux fois celui du témoin pour un traitement préventif. Le TCA est trop court lorsque la posologie est insuffisante, trop long en cas de surdosage ;
- pour les héparines de bas poids moléculaire en fonction du dosage de l'activité Xa. Ce dosage n'est toutefois indispensable que pour les traitements curatifs.

Anticoagulants oraux

Ce sont les antivitamines K. Leur action anticoagulante lente et prolongée est utilisée pour le traitement préventif à long terme des thromboses et des embolies.

Indications

Troubles du rythme auriculaire permanents ou paroxystiques. Prothèse valvulaire mécanique. Suites de phlébite ou d'embolie.

Surveillance du traitement

Le risque est l'insuffisance de la posologie (inefficacité) ou, à l'opposé, le surdosage (risque d'hémorragie), d'autant que l'action anticoagulante est variable d'un individu à l'autre et change au fil du temps chez un sujet donné.

La dose doit être adaptée en fonction du taux de prothrombine (« TP »), encore appelé temps de Quick. Le TP doit être maintenu dans une fourchette habituellement comprise entre 25 et 35 %, mais qui dépend du réactif utilisé et donc du laboratoire. Ce taux de prothrombine doit actuellement être exprimé en INR qui, lui, ne dépend pas du réactif utilisé. La zone d'efficacité des anticoagulants correspond à un INR supérieur à 2, mais le risque hémorragique est important lorsqu'il dépasse 5. L'INR que l'on cherche à atteindre est d'autant plus élevé que le risque thrombo-embolique est plus important.

Effets indésirables

Le risque est la survenue d'accidents hémorragiques par surdosage, qui peuvent être favorisés par une lésion préexistante.

Les signes suivants doivent alerter (et il faut en avertir le patient) :
- gingivorragies franches au brossage des dents ;
- hématurie ;
- épistaxis ;
- douleurs abdominales inexpliquées, qui peuvent correspondre à un hématome rétropéritonéal ;
- ecchymoses ou hématomes spontanés.

Il faut alors faire un taux de prothrombine et demander un avis médical pour adapter la posologie, d'autant que l'hémorragie peut être grave au plan fonctionnel (hémorragie rétinienne), voire mortelle (hémorragie intracrânienne).

Gestes et associations médicamenteuses contre-indiqués

- Les injections intramusculaires et infiltrations sont contre-indiquées.
- Tous les dérivés de l'aspirine doivent être proscrits car ils potentialisent l'action anticoagulante des antivitamines K.
- De très nombreux autres médicaments potentialisent l'action des antivitamines K, notamment : anti-inflammatoires non stéroïdiens, hypolipémiants, certains diurétiques, les sulfamides, le chloramphénicol, les laxatifs, le NEGRAM, les IMAO, le miconazole, etc.

Pour tout nouveau traitement, il faut donc évaluer le risque de son association aux antivitamines K.

Spécialités

APEGMONE (durée d'action longue) ; COUMADINE (durée d'action longue) ; PINDIONE (durée d'action intermédiaire) ; PREVISCAN (durée d'action intermédiaire) ; SINTROM (durée d'action intermédiaire) ; TROMEXANE (durée d'action courte).

ANTIAGRÉGANTS PLAQUETTAIRES

Les antiagrégants plaquettaires préviennent la thrombose en agissant directement sur les plaquettes (hémostase primaire) et non sur les facteurs circulants de la coagulation.

L'aspirine à faible dose (200 à 500 mg/jour) notamment a fait la preuve de son efficacité dans la prévention et le traitement de l'infarctus du myocarde, dans les suites de pontage aortocoronaire.

L'efficacité du dipyridamole est également démontrée dans certaines indications, notamment dans les suites de pontage aortocoronaire ; l'association aspirine + dipyridamole paraît plus efficace que l'aspirine seule.

Le dipyridamole est commercialisé dans les spécialités suivantes : CLÉRIDIUM ; CORONARINE ; DIPYRIDAMOLE GNR ; PERKOD 75 ; PERSANTINE 75.

Enfin, le TICLID (ticlopidine) paraît particulièrement efficace dans certaines formes d'artérite des membres inférieurs.

FIBRINOLYTIQUES

Mécanisme d'action

Les fibrinolytiques, encore appelés thrombolytiques, sont des médicaments injectables dont l'action est de détruire les caillots sanguins. Ils sont d'autant plus actifs que le caillot est plus récent.

Principales indications

Embolie pulmonaire grave.

Infarctus du myocarde récent : les thrombolytiques ont révolutionné le traitement de l'infarctus du myocarde. La thrombolyse doit être la plus précoce possible pour diminuer au mieux la mortalité et l'étendue de la nécrose myocardique (ce qui préserve la fonction ventriculaire).

Contre-indications

Syndrome hémorragique récent ou en évolution. Accident vasculaire cérébral, même ancien. Hypertension artérielle sévère. Intervention chirurgicale récente (on peut en rapprocher biopsie rénale, biopsie hépatique, ponction d'une artère non compressible).

De façon plus relative : grand âge, traumatisme récent, grossesse, postpartum, postabortum, ulcère en évolution, injection intramusculaire récente, massage cardiaque récent.

Effets indésirables

Accident hémorragique.

Réactions allergiques avec la streptokinase, pouvant aller jusqu'au choc anaphylactique.

Présentation

ACTILYSE (rTPA) ; ACTOSOLV UROKINASE (urokinase) ; EMINASE (APSAC ou acylstreptokinase) ; KABIKINASE (streptokinase) ; STREPTASE (streptokinase) ; UROKINASE CHOAY (urokinase).

TONICARDIAQUES NON DIGITALIQUES

Mode d'action

Les tonicardiaques sont des médicaments qui augmentent la force contractile des fibres myocardiques (action inotrope positive). Le plus souvent il s'agit de médicaments sympathomimétiques, c'est-à-dire de drogues qui ont les mêmes effets que les médiateurs chimiques du système sympathique (adrénaline et noradrénaline). Ces médicaments ne sont actuellement commercialisés que sous forme injectable intraveineuse.

Indications

Insuffisance cardiaque aiguë ou décompensée : les tonicardiaques permettent de passer un cap. Ils semblent peu efficaces et même dangereux lorsqu'ils sont administrés de façon chronique.

Contre-indications

Rétrécissement aortique. Rétrécissement mitral. Myocardiopathie obstructive.

Effets indésirables

Accélération cardiaque inappropriée. Troubles du rythme ventriculaire, pouvant aller jusqu'à la fibrillation ventriculaire.

Spécialités

• *Sympathomimétiques :*

ADRÉNALINE AGUETTANT (adrénaline) ; ANAHELP (adrénaline) ; ANAKIT (adrénaline) ; DOBUTREX (dobutamine) ; DOPACARD (dopamine) ; DOPAMINE 200 PIERRE FABRE (dopamine) ; DOPAMINE 200 LUCIEN (dopamine) ; DOPAMINE NATIVELLE (dopamine) ; ISUPREL (isoprenaline).

• *Non sympathomimétiques :*

COROTROPE (milrinone) ; INOCOR (amrinone) ; PERFANE (enoximone).

DÉRIVÉS NITRÉS

Mode d'action

Vasodilatation veineuse (et artérielle à forte dose). Vasodilatation coronaire.

Indications
Angine de poitrine. Insuffisance cardiaque.

Contre-indications
Hypotension artérielle marquée. Glaucome aigu.

Effets indésirables
Céphalées. Hypotension artérielle. Méthémoglobinémie. Échappement au traitement.

Associations dangereuses
Autres vasodilatateurs.

Spécialités

Formes sublinguales
Traitement de la crise d'angor ou de l'accès de dyspnée par insuffisance cardiaque.
- *Comprimés à croquer et garder sous la langue :* NATIROSE ; RISORDAN 5 ; TRINITRINE (simple ou caféinée).
- *Sprays :* ISOCARD ; LENITRAL SPRAY ; NATISPRAY.

Formes orales retard
Traitement de fond de l'angine de poitrine ou de l'insuffisance cardiaque.
- *Trinitrine retard :* CORDITRINE ; LENITRAL ; TRINITRINE LP.
- *Isosorbide dinitrate :* DISORLON ; LANGORAN ; RISORDAN ; SORBITRATE.
- *Isosorbide mononitrate :* MONICOR LP ; OXYCARDIN.

Formes percutanées
Traitement de fond de l'angor et de l'insuffisance cardiaque :
CORDIPATCH ; DIAFUSOR ; DISCOTRINE ; LENITRAL PERCUTANÉ ; NITRIDERM TTS ; OPTIZOR ; TRINIPATCH.

Formes injectables
Traitement intraveineux de l'insuffisance coronaire aiguë ou de l'insuffisance cardiaque aiguë (soins intensifs).
LENITRAL injectable ; TRINITRINE injectable ; RISORDAN injectable.

BÊTABLOQUANTS

Mode d'action

Les bêtabloquants s'opposent à l'action des cathécholamines (adrénaline, noradrénaline) en bloquant les récepteurs bêta-adrénergiques. Par ce moyen, ils associent :

- action bradycardisante ;
- action inotrope négative (diminution de la force de contraction des fibres myocardiques) ;
- action antiarythmique.

Certains bêtabloquants ont une action presque uniquement cardiaque (bêtabloquants dits cardiosélectifs) ; d'autres, dits non cardiosélectifs, ont une action périphérique vasoconstrictrice dans certains territoires. Cette action vasoconstrictrice peut être souhaitable (traitement des migraines par exemple) ou néfaste (dans l'artérite des membres inférieurs par exemple).

Indications

Angine de poitrine. Hypertension artérielle. Certains troubles du rythme.

Contre-indications

- Absolues : asthme. Insuffisance cardiaque.
- Relatives : bradycardie. Hypotension. Diabète. Troubles de la conduction. Artérite. Syndrome de Raynaud.

Effets indésirables

Asthénie. Syndrome de Raynaud. Bradycardie. Hypotension. Insuffisance cardiaque. Bronchospasme. Hypoglycémie. Bloc auriculoventriculaire.

Spécialités

(Les produits notés [i] existent sous forme injectable. Les produits notés [s] sont cardiosélectifs.)

ATENOLOL ZENECA (aténolol) [s] ; ARTEX (tertatolol) ; AVLOCARDYL (propranolol) [i] ; BÊTAPRESSINE (lévo-penbutolol) ; BETAPOP (aténolol) ; CÉLECTOL (céliprolol) [s] ; CORGARD (nadolol) ; DÉTENSIEL (bisoprolol) [s] ; HEMIPRALON LP (propanolol) ; KERLONE (bétaxolol) [s] ; LOPRESSOR (métoprolol) [i] [s] ; MIKELAN (carteolol) ; PROPRANOLOL-RATIOPHARM (propranolol) ; SECTRAL (acébutolol) [s] ; SELOKEN (métoprolol) [i] [s] ; SOPROL (bisoprolol) [s] ; SOTALEX (sotalol) [i] ; TENORMINE (aténolol) [i] [s] ; TIMACOR (timolol) ; TRANDATE (labétalol, qui a de plus une action alphabloquante) ; TRASICOR (oxprénolol) ; VISKEN (pindolol).

INHIBITEURS CALCIQUES

Mode d'action

Les inhibiteurs calciques, ou anticalciques, sont des médicaments qui empêchent l'entrée du calcium ou sa libération dans les fibres myocardiques et les fibres lisses des parois vasculaires. Les anticalciques par ce moyen ont pour effets essentiels :

- une vasodilatation artérielle et veineuse ;
- une vasodilatation coronaire ;
- un ralentissement du rythme cardiaque et de la conduction.

Selon le médicament considéré, l'action thérapeutique va porter sur l'un ou plusieurs de ces effets.

Indications

Les indications sont donc variables avec le médicament considéré *(voir tableau page 159)* et pourront être selon les cas :

- angine de poitrine, notamment par spasme coronaire ;
- hypertension artérielle ;
- certains troubles du rythme.

Contre-indications

Bradycardies pour les anticalciques bradycardisants (DILTIAZEM essentiellement). Hypotension pour les anticalciques vasodilatateurs.

Effets indésirables

Céphalées. Bouffées vasomotrices. Œdèmes des membres inférieurs. Hypotension orthostatique. Bradycardie avec les anticalciques bradycardisants. Gingivite hypertrophique.

Associations dangereuses

Autres vasodilatateurs.

Les anticalciques

Principe actif (SPÉCIALITÉ)	Principales indications thérapeutiques		
	Troubles du rythme	HTA	Angor
• *Dihydropyridines*			
Amlodipine (AMLOR)	–	+	+
Félodipine (FLODIL)	–	+	–
Isradipine (ICAZ)	–	+	–
Nicardipine (LOXEN [i])	–	+	+
Nifédipine (ADALATE [i] ; CHRONADALATE ; NIFELATE ; NIFEDIPINE RATIOPHARM)	–	+	+
Nitrendipine (BAYPRESS ; NIDREL)	–	+	–
• *Autres inhibiteurs calciques*			
Bépridil (CORDIUM)	+	–	+
Diltiazem (BITILDIEM ; DELTAZEN ; DIACOR ; DILRENE ; MONOTILDIEM ; TILDIEM [i])	+	+	+
Vérapamil (ARPAMYL ; ISOPTINE [i] ; NOVOPAMYL)	+	+	+

[i] médicament existant sous forme injectable.

Autres médicaments bradycardisants pour les anticalciques bradycardisants (TILDIEM et à un moindre degré ISOPTINE et CORDIUM).

Autres antiarythmiques pour les anticalciques ayant une action anti-arythmique.

Spécialités

Voir tableau page précédente.

INHIBITEURS DE L'ENZYME DE CONVERSION

Ce sont des médicaments qui, par blocage de l'enzyme de conversion, empêchent l'activation d'un agent vasoconstricteur physiologique puissant : l'angiotensine.

Mode d'action

Vasodilatation artérielle.

Indications

Hypertension artérielle. Insuffisance cardiaque.

Effets secondaires

Diminution de la filtration glomérulaire (élévation de la créatininémie). Toux. Troubles du goût (captopril). Leucopénie (captopril).

Associations dangereuses

Diurétiques, surtout diurétiques hyperkaliémiants.

Autres vasodilatateurs.

Spécialités

ACUITEL (quinapril) ; BRIEM (bénazépril) ; CAPTOLANE (captopril) ; CIBACENE (bénazépril) ; COVERSYL (perindopril) ; FOZITEC (fozinopril) ; GOPTEN (trandolapril) ; JUSTOR (cilazapril) ; KOREC (quinapril) ; LOPRIL (captopril) ; ODRIK (trandolapril) ; PRINIVIL (lisinopril) ; RENITEC (enalapril) ; TRIATEC (ranipril) ; ZESTRIL (lisinopril).

VASODILATATEURS

Les vasodilatateurs sont des médicaments qui diminuent la résistance à l'écoulement sanguin dans les veines (vasodilatateurs veineux), les artères (vasodilatateurs artériels) ou les deux (vasodilatateurs mixtes).

Dans l'insuffisance cardiaque :
- la vasodilatation veineuse diminue la pression en amont du cœur et les signes de congestion ;
- la vasodilatation artérielle facilite l'éjection ventriculaire et augmente le débit cardiaque.

Les vasodilatateurs artériels sont aussi utilisés comme antihypertenseurs.

Vasodilatateurs à action veineuse prédominante

Dérivés nitrés *(voir page 155)*

À forte dose, les dérivés nitrés ont une action vasodilatatrice mixte, artérielle et veineuse.

Molsidomine

Comme les dérivés nitrés mais par un mécanisme différent, le CORVASAL (molsidomine) est utilisable sous forme orale ou injectable et a pour actions :
- une vasodilatation veineuse, voire mixte à forte dose ;
- une vasodilatation coronaire.

Les indications et effets secondaires sont voisins de ceux des dérivés nitrés retard ou injectables. Toutefois, il n'y a pas de risque d'échappement au traitement ou de méthémoglobinémie.

Inhibiteurs des canaux potassiques

Ces médicaments ont une action hémodynamique voisine de celle des dérivés nitrés mais sans phénomène d'échappement. Il s'agit d'ADANCOR (nicorandil) et d'IKOREL (nicorandil), qui sont indiqués dans l'angine de poitrine.

Vasodilatateurs artériels

Inhibiteurs calciques vasodilatateurs *(voir page 158)*

Inhibiteurs de l'enzyme de conversion (voir page 160)

Inhibiteurs de l'angiotensine

Il s'agit d'une nouvelle classe de médicaments dont l'action vasodilatatrice artérielle se fait par blocage des récepteurs de l'angiotensine. L'action hémodynamique tant antihypertensive que rénale (risque de diminution de la filtration glomérulaire et d'augmentation de la créatininémie) est donc voisine de celle des inhibiteurs de l'enzyme de conversion (dont l'action est de bloquer l'activation de l'angiotensine). Les autres effets indésirables, en particulier la toux, seraient moins fréquents.

Actuellement, sont commercialisés dans cette classe le losartan (COZAAR) et son association avec un diurétique thiazidique (HYZAAR).

Autres vasodilatateurs artériels

- Injectables : HYPERSTAT (diazoxide) ; NÉPRESSOL (hydralazine).
- Oraux : NÉPRESSOL (hydralazine) ; LONOTEN (minoxidil).

Vasodilatateurs mixtes

- Injectables : NIPRID (nitroprussiate) ; NITRIATE (nitroprussiate) ; EUPRESSYL (urapidil) ; MEDIATENSYL (urapidil).
- Oraux : alphabloquants : ALPRESS (prazosine) ; MINIPRESS (prazosine) ; EUPRESSYL (urapidil) ; MÉDIATENSYL (urapidil).

ANTIANGINEUX

Ce sont les médicaments de l'insuffisance coronaire :
- Dérivés nitrés *(voir page 155).*
- Bêtabloquants *(voir page 157).*
- Certains inhibiteurs calciques *(voir page 158).*
- Molsidomine *(voir les vasodilatateurs page 161).*
- Amiodarone *(voir les antiarythmiques page 163).*
- VASTAREL (trimétazidine) qui a une action directe sur la cellule, la protégeant de l'ischémie.

ANTIHYPERTENSEURS

Ce sont les médicaments utilisés dans le traitement de l'hypertension artérielle :

- Diurétiques *(voir page 147).*
- Bêtabloquants *(voir page 157).*
- Inhibiteurs calciques *(voir page 158).*
- Vasodilatateurs antihypertenseurs : voir vasodilatateurs artériels et vasodilatateurs mixtes.
- Antihypertenseurs centraux : leur effet antihypertenseur est lié à une action sur les centres nerveux régulateurs de la tension artérielle : ALDOMET (méthyldopa) ; BARCLID (clonidine) [i] ; CATAPRESSAN (clonidine) [i] ; EQUIBAR (méthyldopa) ; ESTULIC (guanfacine) ; EUCTAN (tolonidine) ; HYPERIUM (rilmenidine).
- Autres : ISMÉLINE (guanethidine) ; réserpine.
- Nombreuses associations *(voir répertoire alphabétique page 167 et suivantes).*

ANTIARYTHMIQUES

Les antiarythmiques modifient les propriétés électrophysiologiques des cellules myocardiques ; habituellement, ils diminuent l'automaticité et la conductivité myocardiques. Ce faisant, ils peuvent interrompre des tachycardies ou prévenir leur survenue, mais risquent aussi dans certains cas de favoriser l'éclosion d'arythmies (on parle alors d'effet pro-arythmique). En outre, ces médicaments sont contre-indiqués dans certains troubles de la conduction intracardiaque (blocs). Enfin, certains antiarythmiques sont dépresseurs myocardiques et doivent n'être utilisés qu'avec prudence en cas d'insuffisance cardiaque.

Selon leurs propriétés électrophysiologiques les antiarythmiques sont divisés en 4 classes :

Antiarythmiques de classe I

Leur action essentielle est une modification des mouvements transmembranaires de sodium. Par voie orale, ils peuvent prévenir les troubles du rythme auriculaires, jonctionnels ou ventriculaires. Par voie veineuse, ils sont utilisés pour réduire certains troubles du rythme, ventriculaires notamment. Les antiarythmiques de classe I sont divisés en trois sous-classes :

Classe Ia. Famille de la quinidine

CARDIOQUINE (quinidine) ; CIPRALAN (cibenzoline) [i] ; HYDROQUINIDINE (quinidine) ; ISORYTHM (disopyramide) ; LONGACOR (quinidine) ; QUINIDURULE (quinidine) ; RYTHMODAN (disdopyramide) [i] ; SÉRÉCOR (quinidine).

Classe Ib. Famille de la xylocaïne

MEXITIL (mexilétine) [i]. Surtout (XYLOCARD, xylocaïne) [i] : c'est l'antiarythmique le plus utilisé à la phase aiguë de l'infarctus ; il n'existe que sous forme injectable.

Classe Ic. Famille de la flécaïnide

FIBORAN (aprindine) ; FLÉCAÏNE (flécaïnide) [i] ; RYTHMOL (propafénone) [i].

Antiarythmiques de classe II

Ce sont les bêtabloquants *(voir page 157)*.

Antiarythmiques de classe III

À l'image de leur chef de file – l'amiodarone – ils agissent essentiellement sur les flux transmembranaires de potassium.

L'amiodarone

Elle est un peu l'antiarythmique à tout faire : actif pour réduire ou prévenir les troubles du rythme à tous les niveaux (auriculaire, jonctionnel ou ventriculaire).

L'amiodarone est légèrement bradycardisante. Elle a une action antiangineuse efficace.

La forme injectable est contre-indiquée dans l'insuffisance cardiaque mais la forme orale n'a pas d'action dépressive importante de la fonction ventriculaire gauche.

La forme orale peut être utilisée avec des doses de charge importantes (jusqu'à 6 ou 12 comprimés en une ou deux prises) pour réduire certains troubles du rythme.

Il y a peu d'effets secondaires à court terme, mais le produit a une élimination très lente et peut s'accumuler, ce qui favorise à long terme la survenue de

troubles thyroïdiens (hypo ou hyperthyroïdie), pulmonaires (pneumopathie interstitielle) ou oculaires (dépôts cornéens). Le médicament est souvent administré en 5 prises par semaine, ce qui diminuerait l'incidence des effets secondaires.
L'amiodarone est commercialisée dans les spécialités suivantes : CORBIONAX ; CORDARONE.

Autres antiarythmiques de classe III
BRÉTYLATE (bretylium) [i] : n'existe que sous forme injectable, utilisé dans les tachycardies et fibrillations ventriculaires ; SOTALEX (sotalol) [i] : est avant tout un bêtabloquant.

Antiarythmiques de classe IV

Ce sont les inhibiteurs calciques *(voir page 158)*.

HYPOLIPÉMIANTS

Les hypolipémiants abaissent le taux des lipides circulants.

Indications
Hyperlipidémies non corrigées par le régime.

Effets secondaires
Troubles digestifs, surtout avec les résines échangeuses.

Hépatites et myopathies avec les inhibiteurs de l'HMG CoA réductase.

Associations dangereuses
Risque de potentialisation des antivitamines K avec les fibrates.

Spécialités
- *Fibrates :* BEFIZAL (bezafibrate) ; LIPANOR (ciprofibrate) ; LIPANTHYL (fénofibrate) ; LIPAVLON (clofibrate) ; LIPUR (gemfibrozil) ; SECALIP (fénofibrate).
- *Résine échangeuse :* QUESTRAN (cholestyramine).

- *Inhibiteurs de l'HMG CoA réductase :* ELISOR (pravastatine) ; LODALES (simvastatine) ; VASTEN (pravastatine) ; ZOCOR (simvastatine).
- *Autres :* FONLIPOL (tiadénol) ; LURSELLE (probucol) ; MAXEPA (oméga 3 polyinsaturés) ; MEDIATOR (benfluorex) ; TOCO 500 (alphatocophérol).

RÉPERTOIRE ALPHABÉTIQUE

150 médicaments oraux courants en pratique cardiologique

Avertissement : Le but de ce répertoire est de donner un accès rapide aux principales informations pratiques concernant les médicaments oraux de cardiologie. Il n'est toutefois pas question de résumer l'ensemble du dictionnaire *Vidal.* Aussi les phlébotoniques, les vasodilatateurs artériels non utilisés dans l'hypertension ou l'insuffisance cardiaque et les vasculoprotecteurs, médicaments largement prescrits mais dont l'efficacité n'est pas toujours bien démontrée et surtout dont la toxicité est faible, ont été délibérément passés sous silence.

(Les bêtabloquants notés [s] sont cardiosélectifs.)

ACUITEL (quinapril)
Inhibiteur de l'enzyme de conversion.
Comprimé enrobé sécable jaune à 5 et 20 mg.
Indications : hypertension, insuffisance cardiaque.
Posologie usuelle : 5-20 mg/jour.
Nombre de prises : 1/jour.

ADALATE (nifédipine)
Inhibiteur calcique (dihydropyridine).
Capsule orange.
Indications : hypertension, angor, insuffisance cardiaque.
Posologie usuelle : 3-6/jour.
Nombre de prises : 3/jour.

ADALATE LP (nifédipine)
Inhibiteur calcique (dihydropyridine).
Indications : hypertension, angor, insuffisance cardiaque.
Posologie usuelle : 2/jour.
Nombre de prises : 2/jour.

ADANCOR (nicorandil)
Antiangineux (agoniste des canaux potassiques).
Comprimé sécable blanc cassé à 10 et à 20 mg, à conserver dans son emballage (plaquette thermosoudée) et à utiliser dans les 15 jours suivant son ouverture.
Indications : angor.
Posologie usuelle : 5-40 mg/jour.
Nombre de prises : 2/jour.

ALDACTAZINE (altizide + spironolactone)
Diurétique (thiazidique + antialdostérone).
Comprimé enrobé sécable blanc.
Indications : hypertension, insuffisance cardiaque.
Posologie usuelle : 1-2/jour.
Nombre de prises : 1/jour.

ALDACTONE (spironolactone)
Diurétique (épargneur de K^+ antialdostérone).
Comprimé enrobé blanc à 50 mg.
Comprimé pelliculé blanc sécable à 75 mg.
Indications : hypertension, insuffisance cardiaque.
Posologie usuelle : 1-2/jour.
Nombre de prises : 1/jour.

ALDALIX (furosémide + spironolactone)
Diurétique (association d'un diurétique de l'anse et d'un antialdostérone).
Gélule jaune.
Indications : insuffisance cardiaque.
Posologie usuelle : 1-2/jour.
Nombre de prises : 1/jour.

ALDOMET (méthyldopa)
Antihypertenseur.
Comprimé jaune biconvexe marqué MSD à 250 mg.
Comprimé jaune biconvexe marqué MSD à 500 mg.
Indications : hypertension.
Posologie usuelle : 750-1 500 mg/jour.
Nombre de prises : 2-3/jour.

ALPRESS (prazosine)
Vasodilatateur (alphabloquant).
Comprimé blanc et marron dosé à 2,5 et 5 mg.
Indications : hypertension.
Posologie usuelle : 2,5-5 mg/jour.
Nombre de prises : 1/jour.

AMLOR (amlodipine)
Inhibiteur calcique (dihydropiridine).
Gélule jaune et blanche.
Indications : hypertension, angor.
Posologie usuelle : 1-2/jour.
Nombre de prises : 1/jour.

ANTURAN (sulfinpyrazone)
Antiagrégant plaquettaire.
Comprimé dragéifié blanc.
Posologie usuelle : 3/jour.
Nombre de prises : 3/jour.

APEGMONE (tiodomarol)
Anticoagulant (antivitamine K).
Comprimé sécable blanc.
Posologie usuelle : selon TP (environ 1/jour).
Nombre de prises : 1/jour.

ARPAMYL LP (vérapamil)
Inhibiteur calcique.
Comprimé sécable pelliculé vert.
Indications : hypertension.
Posologie usuelle : 1/jour.
Nombre de prises : 1/jour.

ARTEX (tertatolol)
Bêtabloquant.
Comprimé beige pastel.
Indications : hypertension, angor, certains troubles du rythme.
Posologie usuelle : 1/jour.
Nombre de prises : 1/jour.

ATENOLOL ZENECA (aténolol)
Bêtabloquant [s].
Comprimé blanc sécable à 50 mg.
Indications : hypertension, angor, certains troubles du rythme.
Posologie usuelle : 1-2/jour.
Nombre de prises : 1/jour.

AVLOCARDYL (propranolol)
Bêtabloquant.
Comprimé sécable blanc.
Indications : hypertension, angor, certains troubles du rythme.
Posologie usuelle : 3-12/jour.
Nombre de prises : 3-4/jour.

AVLOCARDYL RETARD (propranolol)
Bêtabloquant.
Gélule rose opaque et rose translucide.
Indications : hypertension, angor, certains troubles du rythme.
Posologie usuelle : 1-2/jour.
Nombre de prises : 1/jour.

BARCLID (clonidine)
Antihypertenseur.
Comprimé sécable blanc.
Posologie usuelle : 2-4/jour.
Nombre de prises : 2/jour.

BAYPRESS (nitrendipine)
Inhibiteur calcique (dihydropyridine).
Comprimé gris orangé à 10 mg.
Comprimé jaune à 20 mg.
Indications : hypertension.
Posologie usuelle : 1/jour.
Nombre de prises : 1/jour.

BÉFIZAL (bezafibrate)
Hypolipémiant.
Comprimé jaune orangé à 200 mg ou blanc à 400 mg.
Posologie usuelle : 200-600 mg/jour.
Nombre de prises : 1/jour.

BÊTA-ADALATE (aténolol + nifédipine)
Bêtabloquant + inhibiteur calcique (dihydropyridine).
Gélule blanc et brun-rouge.
Indications : hypertension, angor.

Posologie usuelle : 1-2/jour.
Nombre de prises : 1-2/jour.

BÉTAPRESSINE (levo-penbutolol)
Bêtabloquant.
Comprimé oblong jaune paille.
Indications : hypertension, angor, certains troubles du rythme.
Posologie usuelle : 1/jour.
Nombre de prises : 1/jour.

BETATOP (aténolol)
Bêtabloquant [s].
Comprimé enrobé blanc à 50 ou 100 mg.
Indications : hypertension, angor, certains troubles du rythme.
Posologie usuelle : 50-100 mg/jour.
Nombre de prises : 1/jour.

BITILDIEM (diltiazen)
Inhibiteur calcique.
Comprimé blanc à 90 ou 120 mg.
Indications : angor.
Posologie usuelle : 2/jour.
Nombre de prises : 2/jour.

BRIEM (bénazépril)
Inhibiteur de l'enzyme de conversion.
Comprimé pelliculé jaune foncé à 5 mg.
Indications : hypertension.
Posologie usuelle : 5-10 mg/jour.
Nombre de prises : 1/jour.

BURINEX (bumétanine)
Diurétique (de l'anse).
Comprimé sécable blanc.
Indications : hypertension, insuffisance cardiaque.
Posologie usuelle : 1-3/jour.
Nombre de prises : 1-3/jour.

CALDINE (lacidipine)
Inhibiteur calcique (dihydropyridine).
Comprimé pelliculé à 2 mg.
Comprimé pelliculé sécable à 4 mg.
Indications : hypertension.
Posologie usuelle : 2-4 mg/jour.
Nombre de prises : 1/jour.

CAPTEA (captopril + hydrochlorothiazide)
Inhibiteur de l'enzyme de conversion + diurétique thiazique.
Comprimé sécable rose-orangé.
Indications : hypertension, insuffisance cardiaque.
Posologie usuelle : 1/2-2/jour.
Nombre de prises : 1 /jour (matin).

CAPTOLANE (captopril)
Inhibiteur de l'enzyme de conversion.

Comprimé blanc à 25 mg sécable en 4/jour.
Comprimé blanc à 50 mg sécable en 2/jour.
Indications : hypertension, insuffisance cardiaque.
Posologie usuelle : 25-150 mg/jour.
Nombre de prises : 2-3/jour.

CARDIOQUINE (quinidine)
Antiarythmique.
Comprimé sécable blanc.
Posologie usuelle : 4-8/jour.
Nombre de prises : 4/jour.

CATAPRESSAN (clonidine)
Antihypertenseur.
Comprimé sécable blanc.
Posologie usuelle : 2-4/jour.
Nombre de prises : 2/jour.

CÉLECTOL (céliprolol) [s]
Bêtabloquant.
Comprimé pelliculé blanc.
Indications : hypertension, angor, certains troubles du rythme.
Posologie usuelle : 1-3/jour.
Nombre de prises : 1/jour.

CHRONADALATE LP 30 (nifédipine)
Inhibiteur calcique (dihydropyridine).
Comprimé osmotique (à ne pas couper) pelliculé rose.
Indications : hypertension.
Posologie usuelle : 1 /jour.
Nombre de prises : 1/jour.

CHRONEXAN (xipamide)
Diurétique (thiazidique).
Comprimé sécable blanc.
Indications : insuffisance cardiaque, hypertension.
Posologie usuelle : 1-2 /jour.
Nombre de prises : 1/jour.

CIBADREX (bénazépril + hydrochlorothiazide)
Inhibiteur de l'enzyme de conversion + diurétique (thiazidique).
Comprimé pelliculé sécable blanc.
Indications : hypertension.
Posologie usuelle : 1/jour.
Nombre de prises : 1/jour.

CIPRALAN (cibenzoline)
Antiarythmique.
Comprimé sécable gris.
Posologie usuelle : 2-3/jour.
Nombre de prises : 2-3/jour.

CLÉRIDIUM (dipyridamole)
Antiagrégant plaquettaire.
Comprimé sécable jaune.
Posologie usuelle : 2/jour.
Nombre de prises : 2/jour.

CORBIONAX (amiodarone)
Antiarythmique.

Comprimé sécable blanc.
Posologie usuelle : 1-3/jour.
Nombre de prises : 1/jour (souvent 5 prises par semaine).

CORDARONE (amiodarone)
Antiarythmique.
Comprimé sécable blanc.
Posologie usuelle : 1-3/jour.
Nombre de prises : 1/jour (souvent 5 prises par semaine).

CORDITRINE (trinitrine retard)
Dérivé nitré.
Gélule bleu foncé transparent et incolore transparent.
Indications : angor, insuffisance cardiaque.
Posologie usuelle : 2-3/jour.
Nombre de prises : 2-3/jour.

CORDIUM (bepridil)
Inhibiteur calcique.
Comprimé blanc.
Indications : angor, certains troubles du rythme.
Posologie usuelle : 3-5/jour.
Nombre de prises : 3/jour.

CO-RENITEC (enalapril + hydrocholorothiazide)
Inhibiteur de l'enzyme de conversion + diurétique thiazidique.
Comprimé sécable jaune.
Indications : hypertension, insuffisance cardiaque.
Posologie usuelle : 1/jour.
Nombre de prises : 1/jour.

CORGARD (nadolol)
Bêtabloquant.
Comprimé sécable blanc.
Indications : hypertension, angor, certains troubles du rythme.
Posologie usuelle : 1/2/jour.
Nombre de prises : 1/jour.

CORONARINE (dipyridamole)
Antiagrégant plaquettaire.
Dragée rose.
Posologie usuelle : 3-6/jour.
Nombre de prises : 3/jour.

CORVASAL (molsidomine)
Vasodilatateur veineux et antiangineux.
Comprimé sécable saumon à 2 mg.
Comprimé sécable blanc à 4 mg.
Indications : angor, insuffisance cardiaque.
Posologie usuelle : 6-12 mg/jour.
Nombre de prises : 3/jour.

COUMADINE (warfarine)
Anticoagulant (antivitamine K).
Comprimé sécable blanc à 10 mg.
Comprimé sécable rose à 2 mg.
Posologie usuelle : selon TP.
Nombre de prises : 1/jour.

COVERSYL (perindopril)
Inhibiteur de l'enzyme de conversion.
Comprimé sécable blanc.
Indications : hypertension, insuffisance cardiaque.
Posologie usuelle : 1/2-2/jour.
Nombre de prises : 1/jour.

COZAAR (losartan)
Antagoniste des récepteurs de l'angiotensine II.
Comprimé enrobé sécable blanc.
Indications : hypertension.
Posologie usuelle : 1/jour.
Nombre de prises : 1/jour.

CYCLOTÉRIAM (cyclothiazide + triamtérène)
Diurétique (thiazidique + épargneur de K^+ non antialdostérone).
Comprimé sécable jaune.
Indications : hypertension, insuffisance cardiaque.
Posologie usuelle : 1/2-1/jour.
Nombre de prises : 1/jour.

DELTAZEN LP 300 (diltiazem)
Inhibiteur calcique.
Gélule transparente.
Indications : hypertension, angor.
Posologie usuelle : 1/jour.
Nombre de prises : 1/jour.

DÉTENSIEL (bisoprolol) [s]
Bêtabloquant.
Comprimé sécable gris-orangé.
Indications : hypertension, angor, certains troubles du rythme.
Posologie usuelle : 1-2/jour.
Nombre de prises : 1/jour.

DIACOR LP (diltiazem)
Inhibiteur calcique.
Gélule blanc et bleu à 90 mg, blanche et rouge à 120 mg.
Indications : angor.
Posologie usuelle : 2/jour.
Nombre de prises : 2/jour.

DIAMOX (acétazolamide)
Diurétique.
Indications : alcalose métabolique.
Comprimé sécable blanc.
Posologie usuelle : 1-2/jour.
Nombre de prises : 1-2/jour.

DIGITALINE (digitoxine)
Digitalique.
Comprimé rose non sécable.
Indications : insuffisance cardiaque, certains troubles du rythme.
Posologie usuelle : 1/jour.
Nombre de prises : 1 (souvent 5 prises par semaine, voire moins).

DIGOXINE (digoxine)
Digitalique.
Comprimé sécable blanc.
Indications : insuffisance cardiaque, certains troubles du rythme.
Posologie usuelle : 1/jour.
Nombre de prises : 1/jour.

DIHYDAN (phénylhydantoïne)
Antiarythmique.
Comprimé sécable blanc.
Posologie usuelle : 3/jour.
Nombre de prises : 3/jour.

DILRENE LP 300 (diltiazem)
Inhibiteur calcique.
Gélule à tête orange et corps transparent.
Indications : hypertension, angor.
Posologie usuelle : 1/jour.
Nombre de prises : 1/jour.

DIPYRIDAMOLE GNR (dipyridamole)
Antiagrégant plaquettaire.
Gélule blanc opaque.
Posologie usuelle : 3-5/jour.
Nombre de prises : 3/jour.

DISORLON (isosorbide dinitrate)
Dérivé nitré.
Gélule bleu transparent et bleu clair à 20 mg.
Gélule bleu opaque et incolore transparent à 40 mg.
Indications : angor, insuffisance cardiaque.
Posologie usuelle : 40-120 mg/jour.
Nombre de prises : 2-3/jour.

ECAZIDE (captopril + hydrochlorothiazide)
Inhibiteur de l'enzyme de conversion + diurétique thiazidique.
Comprimé sécable rose-orangé.
Indications : hypertension, insuffisance cardiaque.
Posologie usuelle : 1/2-2/jour.
Nombre de prises : 1-2/jour.

ELISOR (pravastatine)
Hypolipémiant.
Comprimé sécable blanc.
Posologie usuelle : 1/2-1/jour.
Nombre de prises : 1/jour.

EQUIBAR (methylddopa)
Antihypertenseur.
Comprimé blanc enrobé non sécable à 250 mg.
Comprimé blanc enrobé non sécable à 500 mg.
Posologie usuelle : 750-1 500 mg/jour.
Nombre de prises : 2-4/jour.

ESIMIL (hydrochlorothiazide + guanethidine)
Diurétique thiazidique + antihypertenseur.

Comprimé blanc non sécable.
Indications : hypertension.
Posologie usuelle : 1-3/jour.
Nombre de prises : 1/jour (le matin).

ESTULIC (guanfacine)
Antihypertenseur.
Comprimé sécable blanc.
Posologie usuelle : 1/2-1/jour.
Nombre de prises : 1/jour (le soir).

EUPRESSYL (urapidil)
Vasodilatateur mixte (artériel et veineux)
Alphabloquant.
Gélule blanc et jaune transparent à 30 mg.
Gélule blanc et bleu clair transparent à 60 mg.
Indications : hypertension.
Posologie usuelle : 2/jour.
Nombre de prises : 2/jour.

EURELIX (pirétanide)
Diurétique (de l'anse).
Gélule vert et blanc.
Indications : insuffisance cardiaque, hypertension.
Posologie usuelle : 1/jour.
Nombre de prises : 1/jour.

EXACOR (cibenzoline)
Antiarythmique.
Comprimé pelliculé sécable jaune.
Posologie usuelle : 3-3/jour.
Nombre de prises : 2-3/jour.

FIBORAN (aprindine)
Antiarythmique.
Gélule bleu et blanc.
Posologie usuelle : 1-2/jour.
Nombre de prises : 1-2/jour.

FLECAÏNE (flécaïnide)
Antiarythmique.
Comprimé sécable blanc.
Posologie usuelle : 1-4/jour.
Nombre de prises : 2/jour.

FLODIL LP 5 (félodipine)
Inhibiteur calcique (dihydropyridine).
Comprimé rose.
Indications : hypertension, angor.
Posologie usuelle : 1/jour.
Nombre de prises : 1/jour.

FLUDEX (indapamide)
Diurétique (thiazidique).
Comprimé enrobé rose.
Indications : hypertension.
Posologie usuelle : 1/jour.
Nombre de prises : 1/jour.

FONLIPOL (tiadénol)
Hypolipémiant.
Comprimé blanc non sécable
Posologie usuelle : 4/jour.
Nombre de prises : 2/jour.

FOZITEC (fozinopril))
Inhibiteur de l'enzyme de conversion.
Comprimé sécable rond blanc à 10 mg.
Comprimé oblong blanc à 20 mg.
Indications : hypertension.
Posologie usuelle : 5-20 mg/jour.
Nombre de prises : 1/jour.

FUROSEMIX (furosémide)
Diurétique (de l'anse).
Comprimé sécable blanc à 20 et à 40 mg.
Indications : insuffisance cardiaque, hypertension.
Posologie usuelle : 20-120 mg/jour.
Nombre de prises : 1-2/jour.

GOPTEN (trandolapril)
Inhibiteur de l'enzyme de conversion.
Gélule rouge à 2 mg.
Indications : hypertension.
Posologie usuelle : 1/jour.
Nombre de prises : 1/jour.

HEMIPRALON (propanolol)
Bêtabloquant.
Gélule transparente.
Indications : hypertension, angor, certains troubles du rythme.
Posologie usuelle : 1/jour.
Nombre de prises : 1/jour.

HYGROTON QUART (chlortalidone)
Diurétique thiazidique.
Comprimé sécable saumon.
Indications : hypertension, insuffisance cardiaque.
Posologie usuelle : 1-2/jour.
Nombre de prises : 2/jour.

HYPERIUM (rilmenidine)
Antihypertenseur.
Comprimé blanc.
Posologie usuelle : 1-2/jour.
Nombre de prises : 1-2/jour.

ICAZ (isradipine)
Inhibiteur calcique (dihydropyridine).
Gélules vert et jaune à 2,5 ou 5 mg.
Indications : hypertension.
Posologie usuelle : 2,5-5 mg/jour.
Nombre de prises : 1/jour.

IKOREL (nicorandil)
Antiangineux (agoniste des canaux potassiques).
Comprimé sécable blanc cassé à 10 et à 20 mg à conserver dans son emballage (plaquette thermosoudée) et à utiliser dans les 15 jours suivant son ouverture.
Indications : angor.
Posologie usuelle : 5-40 mg/jour.
Nombre de prises : 2/jour.

ISMELINE (guanethidine)
Antihypertenseur.
Comprimé blanc non sécable.
Posologie usuelle : 1-2/jour.
Nombre de prises : 1/jour.

ISOBAR (méthylchlothiazide + triamtérène)
Diurétique (thiazidique + épargneur de K^+ non antialdostérone).
Comprimé sécable.
Indications : hypertension, insuffisance cardiaque.
Posologie usuelle : 1/jour.
Nombre de prises : 1/jour.

ISOPTINE (vérapamil)
Inhibiteur calcique.
Dragée jaune à 40 mg.
Gélule jaune à 120 mg.
Indications : angor, certains troubles du rythme.
Posologie usuelle : 120-360 mg/jour.
Nombre de prises : 3/jour.

ISOPTINE LP (vérapamil)
Inhibiteur calcique.
Comprimé pelliculé vert pâle sécable.
Indications : hypertension.
Posologie usuelle : 1/jour.
Nombre de prises : 1/jour.

ISORYTHM 100 (disopyramide)
Antiarythmique.
Gélule blanche.
Posologie usuelle : 3-6/jour.
Nombre de prises : 3-4/jour.

ISORYTHM LP (disopyramide)
Antiarythmique.
Gélule translucide à 125 mg.
Gélule translucide à 250 mg.
Posologie usuelle : 2/jour.
Nombre de prises : 2/jour.

JUSTOR (cilazapril)
Inhibiteur de l'enzyme de conversion.
Comprimé pelliculé sécable saumon.
Indications : hypertension.
Posologie usuelle : 1/jour.
Nombre de prises : 1/jour.

KERLONE (bêtaxolol) [s]
Bêtabloquant.
Comprimé pelliculé sécable blanc.
Indications : hypertension, angor, certains troubles du rythme.
Posologie usuelle : 1/jour.
Nombre de prises : 1/jour.

KOREC (quinapril)
Inhibiteur de l'enzyme de conversion.
Comprimé enrobé jaune à 5 mg.
Comprimé jaune sécable à 20 mg.
Indications : hypertension, insuffisance cardiaque.

Posologie usuelle : 5-40 mg/jour.
Nombre de prises : 1-2/jour.

LANGORAN (isosorbide dinitrate)
Dérivé nitré.
Gélule rose opaque et blanc transparent à 20 mg.
Gélule rouge opaque et blanc transparent à 40 mg.
Indications : angor, insuffisance cardiaque.
Posologie usuelle : 2-3/jour.
Nombre de prises : 2-3/jour.

LASILIX (furosémide)
Diurétique (de l'anse).
Comprimés blancs à 20 mg (lasilix faible).
Comprimés blancs à 40 mg.
Indications : insuffisance cardiaque, hypertension.
Posologie usuelle : 20-120 mg/jour.
Nombre de prises : 1-2/jour.

LASILIX RETARD (furosémide)
Diurétique (de l'anse).
Gélule jaune et vert.
Indications : insuffisance cardiaque.
Posologie usuelle : 1/jour.
Nombre de prises : 1/jour.

LENITRAL (trinitrine retard)
Dérivé nitré.
Gélule rose et transparent à 2,5 mg.
Gélule vert et transparent à 7,5 mg.
Indications : angor, insuffisance cardiaque.
Posologie usuelle : 2-3/jour.
Nombre de prises : 2-3/jour.

LIPANOR (ciprofibrate)
Hypolipémiant.
Gélule beige et marron.
Posologie usuelle : 4/jour.
Nombre de prises : 2/jour.

LIPANTHYL (fénofibrate)
Hypolipémiant.
Gélule blanc ivoire à 100 mg.
Gélule blanc et orange à 300 mg.
Posologie usuelle : 200-300 mg/jour.
Nombre de prises : 1-3/jour.

LIPAVLON (clofibrate)
Hypolipémiant.
Capsule bicolore.
Posologie usuelle : 4/jour.
Nombre de prises : 2/jour.

LIPUR (gemfibrozil)
Hypolipémiant.
Comprimé mauve non sécable.
Posologie usuelle : 2/jour.
Nombre de prises : 1/jour (le soir).

LODALES (simvastatine)
Hypolipémiant.
Comprimé enrobé beige.
Posologie usuelle : 1/2-2/jour.
Nombre de prises : 1/jour.

LOGIRÈNE (furosémide + amiloride).
Diurétique (diurétique de l'anse + épargneur de potassium non antialdostérone).
Comprimé sécable.
Indications : hypertension, insuffisance cardiaque.
Posologie usuelle : 1/jour.
Nombre de prises : 1/jour.

LOGROTON (chlortalidone + metoprolol)
Diurétique thiazidique + bêtabloquant.
Comprimé pelliculé sécable.
Indications : hypertension.
Posologie usuelle : 1/jour.
Nombre de prises : 1/jour.

LONGACOR (quinidine)
Antiarythmique.
Gélule bleu et jaune.
Posologie usuelle : 4-6/jour.
Nombre de prises : 2-3/jour.

LONOTEN (minoxidil)
Vasodilatateur artériel.
Comprimé sécable blanc à 5 mg.
Comprimé sécable blanc à 10 mg.
Indications : hypertension, insuffisance cardiaque.
Posologie usuelle : 2,5-40 mg/jour.
Nombre de prises : 1-2/jour.

LOPRESSOR (metoprolol) [s]
Bêtabloquant.
Comprimé pelliculé sécable blanc à 100 mg.
Comprimé pelliculé sécable jaune pâle à 200 mg.
Indications : hypertension, angor, certains troubles du rythme.
Posologie usuelle : 200 mg/jour.
Nombre de prises : 1-2/jour.

LOPRIL (captopril)
Inhibiteur de l'enzyme de conversion.
Comprimé sécable blanc à 25 mg.
Comprimé sécable blanc à 50 mg.
Indications : hypertension, insuffisance cardiaque.
Posologie usuelle : 25-150 mg/jour.
Nombre de prises : 1-3/jour.

LOXEN (nicardipine)
Inhibiteur calcique (dihydropyridine).
Comprimé sécable jaune à 20 mg.
Indications : hypertension.

Posologie usuelle : 3/jour.
Nombre de prises : 3/jour.

LOXEN LP (nicardipine)
Inhibiteur calcique (dihydropyridine).
Gélule rose et vert à 50 mg.
Indications : hypertension.
Posologie usuelle : 1/jour.
Nombre de prises : 1/jour.

LUMITENS (xipamide)
Diurétique (thiazidique).
Comprimé sécable blanc.
Indications : hypertension, insuffisance cardiaque.
Posologie usuelle : 1/jour.
Nombre de prises : 1/jour.

LURSELLE (probucol)
Hypolipémiant.
Comprimé blanc.
Posologie usuelle : 4/jour.
Nombre de prises : 2/jour.

MÉDIATENSIL (urapidil)
Vasodilatateur mixte (artériel et veineux).
Alphabloquant.
Gélule blanc opaque et jaune transparent à 30 mg.
Gélule blanc opaque et bleu transparent à 60 mg.
Indications : hypertension.
Posologie usuelle : 60-120 mg/jour.
Nombre de prises : 2/jour.

MÉDIATOR (benfluorex)
Hypolipémiant.
Dragée blanche.
Posologie usuelle : 1-3/jour.
Nombre de prises : 1-3/jour.

MEXITIL (mexilétine)
Antiarythmique.
Gélule rouge écarlate.
Posologie usuelle : 3-4/jour.
Nombre de prises : 3-4/jour.

MIKELAN (cartéolol)
Bêtabloquant.
Comprimé sécable blanc.
Indications : hypertension, angor, certains troubles du rythme.
Posologie usuelle : 1/jour.
Nombre de prises : 1/jour.

MINIPRESS (prazosine)
Vasodilatateur mixte (artériel et veineux).
Alphabloquant.
Comprimé sécable blanc à 1 mg.
Comprimé sécable blanc à 5 mg.
Indications : hypertension, insuffisance cardiaque.
Posologie usuelle : 1-20 mg/jour.
Nombre de prises : 1-4/jour.

MINISINTROM (acénocoumarol)
Anticoagulant (antivitamine K).

Comprimé blanc correspondant à 1/4 de comprimé de Sintrom.
Posologie usuelle : selon TP.
Nombre de prises : 1-2/jour.

MODAMIDE (amiloride)
Diurétique (épargneur de K^+ non antialdostérone).
Comprimé non sécable en diamant jaune pâle marqué « MSD ».
Indications : hypertension, insuffisance cardiaque.
Posologie usuelle : 1-2/jour.
Nombre de prises : 1/jour.

MODUCREN
(hydrochlorothiazide + amiloride + timolol)
Diurétiques (thiazidique + épargneur de K^+ non antialdostérone) + bêtabloquant.
Comprimé bleu pâle, à angles arrondis, sécable, marqué « MSD ».
Indications : hypertension, insuffisance cardiaque.
Posologie usuelle : 1/jour.
Nombre de prises : 1/jour.

MODURÉTIC
(hydrochlorothiazide + amiloride)
Diurétique (thiazidique + épargneur de K^+ non antialdostérone).
Comprimé couleur pêche, losangique, sécable, marqué « MSD ».
Indications : hypertension, insuffisance cardiaque.
Posologie usuelle : 1-2/jour.
Nombre de prises : 1/jour.

MONICOR LP (isosorbide mononitrate)
Dérivé nitré.
Gélule bleu transparent et incolore transparent à 20 mg.
Gélule vert transparent et incolore transparent à 40 mg.
Gélule rouge transparent et incolore transparent à 60 mg.
Indications : angor, insuffisance cardiaque.
Posologie usuelle : 40-120 mg/jour.
Nombre de prises : 2/jour.

MONOTILDIEM LP (diltiazem)
Inhibiteur calcique.
Gélule rose et grise à 200 mg.
Gélule rose et blanche à 300 mg.
Indications : angor, hypertension.
Posologie usuelle : 1/jour.
Nombre de prises : 1/jour.

NATURINE LEO
(bendrofluméthiazide)
Diurétique (thiazidique).
Comprimé blanc non sécable.
Indications : hypertension, insuffisance cardiaque.
Posologie usuelle : 1/jour.
Nombre de prises : 1/jour.

NÉPRESSOL (hydralazine)
Vasodilatateur artériel.
Comprimé sécable rose pâle.
Indications : hypertension, insuffisance cardiaque.
Posologie usuelle : 1-12/jour.
Nombre de prises : 2-4/jour.

NIDREL (nitrendipine)
Inhibiteur calcique (dihydropyridine).
Comprimé orangé à 10 mg.
Comprimé jaune à 20 mg.
Indications : hypertension.
Posologie usuelle : 10-20 mg/jour.
Nombre de prises : 1/jour.

NIFÉDIPINE RATIOPHARM (nifédipine)
Inhibiteur calcique (dihydropyridine).
Capsule brun-violet à 10 mg.
Indications : hypertension, angor.
Posologie usuelle : 3/jour.
Nombre de prises : 3/jour.

NIFÉDIPINE RATIOPHARM LP (nifédipine)
Inhibiteur calcique (dihydropyridine).
Comprimé rouge foncé à 20 mg.
Indications : hypertension.
Posologie usuelle : 2/jour.
Nombre de prises : 2/jour.

NIFÉLATE (nifédipine)
Inhibiteur calcique (dihydropyridine).
Capsule brun-violet à 10 mg.
Indications : hypertension, angor.
Posologie usuelle : 3/jour.
Nombre de prises : 3/jour.

NIFÉLATE LP (nifédipine)
Inhibiteur calcique (dihydropyridine) .
Comprimé LP rose sombre à 20 mg.
Indications : hypertension.
Posologie usuelle : 2/jour.
Nombre de prises : 2/jour.

NOVAPAMYL LP (vérapamil)
Inhibiteur calcique.
Comprimé pelliculé sécable rose à 120 mg.
Comprimé pelliculé sécable vert clair à 240 mg.
Indications : hypertension, angor.
Posologie usuelle : 240-360 mg/jour.
Nombre de prises : 1/jour.

ODRIK (trandolapril)
Inhibiteur de l'enzyme de conversion.
Gélule rouge à 2 mg ou rouge et jaune à 0,5 mg.
Indications : hypertension.
Posologie usuelle : 2 mg/jour.
Nombre de prises : 1/jour.

OXYCARDIN (isosorbide mononitrate)
Dérivé nitré.
Comprimé blanc sécable à 20 mg.
Indications : angor, insuffisance cardiaque.
Posologie usuelle : 40-120 mg/jour.
Nombre de prises : 2-3/jour.

PERKOD 75 (dipyridamole)
Antiagrégant plaquettaire.
Dragée blanche.
Posologie usuelle : 3-6/jour.
Nombre de prises : 3/jour.

PERSANTINE 75 (dipyridamole)
Antiagrégant plaquettaire.
Comprimé dragéifié rouge.
Posologie usuelle : 3-6/jour.
Nombre de prises : 3/jour.

PEXID (maléate de perhexilline)
Inhibiteur calcique.
Comprimé sécable blanc.
Indications : angor.
Posologie usuelle : 1-3/jour.
Nombre de prises : 1/jour.

PINDIONE (phenindione)
Anticoagulant (antivitamine K).
Comprimé sécable blanc.
Posologie usuelle : selon TP (environ 1/jour).
Nombre de prises : 1/jour (soir).

PRACTAZIN (altizide + spironolactone)
Diurétique (thiazidique + antialdostérone).
Comprimé enrobé sécable blanc.
Indications : hypertension, insuffisance cardiaque.
Posologie usuelle : 1-2/jour.
Nombre de prises : 1/jour.

PRACTON (spironolactone)
Diurétique (épargneur de K^+ antialdostérone).
Comprimé enrobé sécable blanc.
Indications : hypertension, insuffisance cardiaque.
Posologie usuelle : 1-4/jour.
Nombre de prises : 1/jour.

PRESTOLE (hydrochlorothiazide + triamtérène)
Diurétique (thiazidique + épargneur de K^+ non antialdostérone).
Gélule blanc et bleu imprimée.
Indications : hypertension, insuffisance cardiaque.
Posologie usuelle : 1/jour.
Nombre de prises : 1/jour.

PRÉVISCAN (fluindione)
Anticoagulant (antivitamine K).
Comprimé sécable blanc crème.
Posologie usuelle : selon TP (environ 1/jour).
Nombre de prises : 1/jour (le soir).

PRINACTIZIDE (altizide + spironolactone)
Diurétique (thiazidique + antialdostérone).
Comprimé enrobé sécable blanc.
Indications : hypertension, insuffisance cardiaque.
Posologie usuelle : 1-2/jour.
Nombre de prises : 1/jour.

PRINIVIL (lisinopril)
Inhibiteur de l'enzyme de conversion.
Comprimé sécable blanc à 5 mg.
Comprimé sécable orangé à 20 mg.
Indications : hypertension, insuffisance cardiaque.
Posologie usuelle : 5-20 mg/jour.
Nombre de prises : 1/jour.

PRINIZIDE (lisinopril + hydrochlorothiazide)
Inhibiteur de l'enzyme de conversion + diurétique (thiazidique).
Comprimé pelliculé sécable blanc.
Indications : hypertension, insuffisance cardiaque.
Posologie usuelle : 5-20 mg/jour.
Nombre de prises : 1/jour.

PROPRANOLOL RATIOPHARM (propranolol)
Bêtabloquant.
Comprimé blanc quadrisécable à 40 mg.
Indications : hypertension, angor, certains troubles du rythme.
Posologie usuelle : 3-6/jour.
Nombre de prises : 3/jour.

PROPRANOLOL RATIOPHARM Gélule LP (propranolol)
Bêtabloquant.
Gélule LP blanc et incolore à 80 mg.
Gélule LP incolore à 160 mg.
Indications : hypertension, angor, certains troubles du rythme.
Posologie usuelle : 160-320 mg/jour.
Nombre de prises : 1/jour.

QUESTRAN (cholestyramine)
Hypolipémiant.
Paquets de poudre à dissoudre.
Posologie usuelle : 2-3/jour.
Nombre de prises : 2-3/jour.

QUINIDURULE (quinidine)
Antiarythmique.
Comprimé pelliculé blanc.
Posologie usuelle : 4/jour.
Nombre de prises : 2/jour.

RÉNITEC (enalapril)
Inhibiteur de l'enzyme de conversion.
Comprimé sécable blanc à 5 mg.
Comprimé sécable pêche à 20 mg.
Indications : hypertension, insuffisance cardiaque.
Posologie usuelle : 5-20/jour.
Nombre de prises : 1/jour.

RISORDAN (isosorbide dinitrate)
Dérivé nitré.
Comprimé non sécable blanc à 5 mg.
Comprimé sécable blanc à 10 mg.
Comprimé sécable rose à 20 mg.
Indications : angor, insuffisance cardiaque.
Posologie usuelle : 20-120 mg/jour.
Nombre de prises : 3-6/jour.

RISORDAN LP (isosorbide dinitrate)
Dérivé nitré.
Comprimé non sécable jaune à 20 mg.
Comprimé non sécable orangé à 40 mg.
Indications : angor, insuffisance cardiaque.
Posologie usuelle : 40-120 mg/jour.
Nombre de prises : 2-3/jour.

RYTHMODAN (disopyramide)
Antiarythmique.
Gélule jaune et vert foncé.
Posologie usuelle : 4-6/jour.
Nombre de prises : 3-4/jour.

RYTHMODAN LP (disopyramide)
Antiarythmique.
Comprimé enrobé sécable blanc.
Posologie usuelle : 1-2/jour.
Nombre de prises : 2/jour.

RYTHMOL (propafénone)
Antiarythmique.
Comprimé enrobé sécable blanc.
Posologie usuelle : 2-3/jour.
Nombre de prises : 2-3/jour.

SECALIP (fénofibrate)
Hypolipémiant.
Gélule blanc ivoire à 100 mg.
Gélule blanc et orange à 300 mg.
Posologie usuelle : 100-300 mg/jour.
Nombre de prises : 1/jour.

SECTRAL (acébutolol) [s]
Bêtabloquant.
Comprimé sécable blanc à 200 mg.
Comprimé sécable blanc oblong à 400 mg.

Indications : hypertension, angor, certains troubles du rythme.
Posologie usuelle : 200-400 mg/jour.
Nombre de prises : 1/jour.

SELOKEN (métoprolol) [s]
Bêtabloquant.
Comprimé enrobé sécable à 100 mg.
Comprimé pelliculé sécable blanc à 200 mg.
Indications : hypertension, angor, certains troubles du rythme.
Posologie usuelle : 100-220 mg/jour.
Nombre de prises : 1/jour.

SERECOR (quinidine)
Antiarythmique.
Gélule vert et rose.
Posologie usuelle : 2-4/jour.
Nombre de prises : 2/jour.

SINTROM (acénocoumarol)
Anticoagulant (antivitamine K).
Comprimé sécable rose.
Posologie usuelle : selon TP (environ 1/jour).
Nombre de prises : 1 (le soir)-2/jour.

SOPROL (bisoprolol) [s]
Bêtabloquant.
Comprimé sécable gris-orangé.
Indications : hypertension, angor, certains troubles du rythme.
Posologie usuelle : 1-2/jour.
Nombre de prises : 1/jour.

SORBITRATE (isosorbide dinitrate)
Dérivé nitré.
Comprimé sécable blanc oblong à 10 mg.
Comprimé sécable à 20 mg.
Indications : angor, insuffisance cardiaque.
Posologie usuelle : 20-120 mg/jour.
Nombre de prises : 3-6/jour.

SOTALEX (sotalol)
Bêtabloquant (a aussi des propriétés antiarythmiques de classe III).
Comprimé sécable blanc à 80 mg.
Comprimé sécable bleu clair à 160 mg.
Indications : hypertension, angor, certains troubles du rythme.
Posologie usuelle : 160-480 mg/jour.
Nombre de prises : 1-2/jour.

SPIROCTAN (spironolactone)
Diurétique (épargneur de K^+ antialdostérone).
Gélule turquoise et blanc à 50 mg.

Gélule bleu et blanc à 75 mg.
Indications : hypertension, insuffisance cardiaque.
Posologie usuelle : 1-2/jour.
Nombre de prises : 1/jour.

SPIROCTAZINE (altizide + spironolactone)
Diurétique (thiazidique + antialdostérone).
Comprimé non sécable blanc.
Indications : hypertension, insuffisance cardiaque.
Posologie usuelle : 1-2/jour.
Nombre de prises : 1/jour.

SPIRONOLACTONE GNR (spironolactone)
Diurétique (antialdostérone).
Capsules à 50 mg.
Indications : hypertension, insuffisance cardiaque.
Posologie usuelle : 1-2/jour.
Nombre de prises : 1/jour.

SPIRONONE MICROFINE 75 (spironolactone)
Diurétique (épargneur de K^+ antialdostérone).
Comprimé pelliculé blanc.
Indications : hypertension, insuffisance cardiaque.
Posologie usuelle : 1-2/jour.
Nombre de prises : 1/jour.

TENORDATE (aténolol + nifédipine)
Bêtabloquant [s] + inhibiteur calcique (dihydropyridine).
Gélule rose et violet.
Indications : hypertension, angor.
Posologie usuelle : 1/jour.
Nombre de prises : 1/jour.

TENORMINE (aténolol) [s]
Bêtabloquant.
Comprimé sécable blanc.
Indications : hypertension, angor, certains troubles du rythme.
Posologie usuelle : 1/jour.
Nombre de prises : 1/jour.

TENSTATEN (ciclétanine)
Antihypertenseur (vasodilatateur).
Gélule ivoire et corail.
Posologie usuelle : 1-2/jour.
Nombre de prises : 1/jour.

TICLID (ticlopidine)
Antiagrégant plaquettaire.
Comprimé pelliculé blanc.
Posologie usuelle : 1-2/jour.
Nombre de prises : 1-2/jour.

TILDIEM (diltiazem)
Inhibiteur calcique.
Comprimé non sécable blanc marqué « tildiem ».
Indications : angor, certains troubles du rythme.
Posologie usuelle : 3-8/jour.
Nombre de prises : 3-4/jour.

TILDIEM LP (diltiazem)
Inhibiteur calcique.
Gélule à corps blanc et tête jaune à 240 mg.
Indications : hypertension.
Posologie usuelle : 1/jour.
Nombre de prises : 1/jour.

TIMACOR (timolol)
Bêtabloquant.
Comprimé sécable bleu pâle marqué « MSD ».
Indications : hypertension, angor, certains troubles du rythme.
Posologie usuelle : 1-3/jour.
Nombre de prises : 1-3/jour.

TOCO 500 (alphatocophérol).
Hypolipémiant.
Capsule molle verte.
Posologie usuelle : 1/jour.
Nombre de prises : 1/jour.

TRANDATE (labétalol)
Bêtabloquant (a de plus une action alphabloquante).
Comprimé sécable blanc.
Indications : hypertension, angor, certains troubles du rythme.
Posologie usuelle : 2/jour.
Nombre de prises : 2/jour.

TRASICOR (oxprénolol)
Bêtabloquant.
Comprimé pelliculé sécable jaune.
Indications : hypertension, angor, certains troubles du rythme.
Posologie usuelle : 2-6/jour.
Nombre de prises : 2-3/jour.

TRASICOR RETARD (oxprénolol)
Bêtabloquant.
Comprimé pelliculé non sécable blanc.
Indications : hypertension, angor, certains troubles du rythme.
Posologie usuelle : 1/jour.
Nombre de prises : 1/jour.

TRASIPRESSOL (oxprénolol + hydralazine)
Bêtabloquant + vasodilatateur.
Comprimé pelliculé sécable saumon.
Indications : hypertension.
Posologie usuelle : 1/2-2/jour.
Nombre de prises : 1-2/jour.

TRASITENSINE (oxprenololol + chlortalidone)
Bêtabloquant + diurétique thiazidique.
Dragée jaune pâle.
Indications : hypertension.
Posologie usuelle : 1/jour.
Nombre de prises : 1/jour.

TRIATEC (ranipril)
Inhibiteur de l'enzyme de conversion.
Gélule jaune et blanc à 1,25 mg.

Gélule orange et blanc à 2,5 mg.
Gélule rouge et blanc à 5 mg.
Indications : hypertension, insuffisance cardiaque.
Posologie usuelle : 1,25-5 mg/jour.
Nombre de prises : 1/jour.

TRINITRAN (trinitrine)
Dérivé nitré.
Gélule bleu clair et transparent à 2,5 mg.
Gélule bleu et transparent à 6,5 mg.
Gélule rose et transparent à 10 mg.
Indications : angor, insuffisance cardiaque.
Posologie usuelle : 5-30 mg/jour.
Nombre de prises : 2-3/jour.

TROMEXANE (biscoumacétate)
Anticoagulant (antivitamine K).
Comprimé sécable blanc.
Posologie usuelle : selon TP (environ 1/jour).
Nombre de prises : 1/jour (le soir).

VASTAREL (trimétazidine)
Anti-ischémique.
Comprimé enrobé rouge.
Indications : angor, vertiges.
Posologie usuelle : 2-3/jour.
Nombre de prises : 2-3/jour.

VASTEN (pravastatine)
Hypolipémiant.
Comprimé blanc sécable.
Posologie usuelle : 1/2-1/jour.
Nombre de prises : 1/jour.

VISKALDIX (pindolol + clopamide)
Bêtabloquant + diurétique (thiazidique).
Comprimé sécable blanc.
Indications : hypertension.
Posologie usuelle : 1/jour.
Nombre de prises : 1/jour.

VISKEN (pindolol)
Bêtabloquant.
Comprimé sécable blanc à 5 mg.
Comprimé blanc à rupture cruciale à 15 mg.
Indications : hypertension, angor, certains troubles du rythme.
Posologie usuelle : 5-15 mg/jour.
Nombre de prises : 1-3/jour.

ZESTORETIC (lisinopril + hydrochlorothiazide)
Inhibiteur de l'enzyme de conversion + diurétique (thiazidique).
Comprimé sécable blanc.
Indications : hypertension.
Posologie usuelle : 1/jour.
Nombre de prises : 1/jour.

ZESTRIL (lisinopril)
Inhibiteur de l'enzyme de conversion.
Comprimé sécable rose à 5 mg.
Comprimé sécable rouge à 20 mg.
Indications : hypertension, insuffisance cardiaque.
Posologie usuelle : 5 à 20 mg/ jour.
Nombre de prises : 1/jour.

ZOCOR (simvastatine)
Hypolipémiant.
Comprimé enrobé sécable.
Posologie usuelle : 1/2-2/jour.
Nombre de prises : 1/jour (le soir).

CHAPITRE 8

Méthodes instrumentales de traitement en pathologie cardiovasculaire

CHIRURGIE CARDIAQUE

Opérer le cœur impose dans la majorité des cas d'arrêter le cœur et d'assurer par une machine (circulation extracorporelle) la perfusion et l'oxygénation des différents organes pendant l'intervention. Les progrès de cette technique et les améliorations apportées au fil des ans dans les méthodes de protection myocardique per-opératoire ont considérablement diminué les risques de ce type d'interventions « à cœur ouvert » qui ne sont toutefois jamais nuls et s'avèrent d'autant plus importants que l'état cardiaque pré-opératoire est plus fragile.

Malgré les méthodes d'autotransfusion et d'hémodilution pré-opératoire, des transfusions assez abondantes sont souvent nécessaires.

Aussi, *le bilan avant chirurgie cardiaque* doit être assez complet, comportant :
- une analyse rigoureuse et précise de l'état cardiaque et vasculaire ;
- les données hématologiques (groupe sanguin avec recherche d'agglutinines irrégulières, étude de l'hémostase) ;
- l'évaluation de la fonction rénale (créatinine) ;
- l'appréciation de l'état respiratoire (radiographie de thorax, explorations fonctionnelles le cas échéant).

Circulation extracorporelle (CEC)

La circulation extracorporelle (CEC) supplée aux fonctions du cœur (pompe) et des poumons (oxygénation du sang) pendant l'intervention.

La circulation extracorporelle (CEC) :
- prend le sang veineux, habituellement par canulation de la portion terminale des deux veines caves et par divers systèmes de récupération des pertes intracardiaques ;

- amène le sang au moyen d'une pompe jusqu'à un oxygénateur à membrane où le sang est saturé en oxygène ;
- règle la température du sang (les interventions cardiaques sont faites en hypothermie, ce qui améliore la protection tissulaire : le sang est refroidi au début de l'intervention et réchauffé à sa fin) ;
- puis reconduit le sang oxygéné dans les artères, habituellement dans la portion initiale de l'aorte.

La protection du myocarde est assurée par une perfusion, tantôt dans la racine de l'aorte, tantôt directement par canulation des artères coronaires. C'est l'injection d'un liquide protecteur et richement ionisé à ce niveau qui arrête les battements cardiaques. Le redémarrage du cœur est obtenu par réchauffement et éventuellement par défibrillation électrique.

Chirurgie valvulaire

Dans certains cas, une chirurgie reconstructrice de la valve est possible. Les interventions de ce type les plus fréquentes sont :

- *les commissurotomies mitrales :* c'est la section de la portion soudée des commissures des deux feuillets valvulaires lors d'un rétrécissement mitral. Ce geste est possible à cœur fermé, ce qui évite la CEC ; mais de plus en plus fréquemment on préfère le faire à cœur ouvert, ce qui permet le contrôle de la vue ;
- *les valvuloplasties mitrales ou tricuspides :* chirurgie réparatrice de la valve que l'on tente de rendre continente dans les fuites valvulaires (remodelage de la valve, souvent sur un anneau métallique).

Mais souvent les lésions de la valvule sont telles qu'il faut procéder à son exérèse et à son *remplacement par une prothèse.*

On distingue *(voir figures 21 et 22)* des prothèses mécaniques (faites de matériaux synthétiques : métal, plastique, fibres de carbone) et des prothèses biologiques ou bioprothèses (valvules de porc ou fragments de péricarde de veau, montés après différents traitements sur une armature métallique).

Les valves mécaniques imposent un traitement anticoagulant au long cours pour prévenir les thromboses valvulaires et embolies, mais sont très résistantes. Les bioprothèses permettent d'éviter les anticoagulants mais sont moins robustes (elles doivent souvent être changées au bout de 7 à 10 ans).

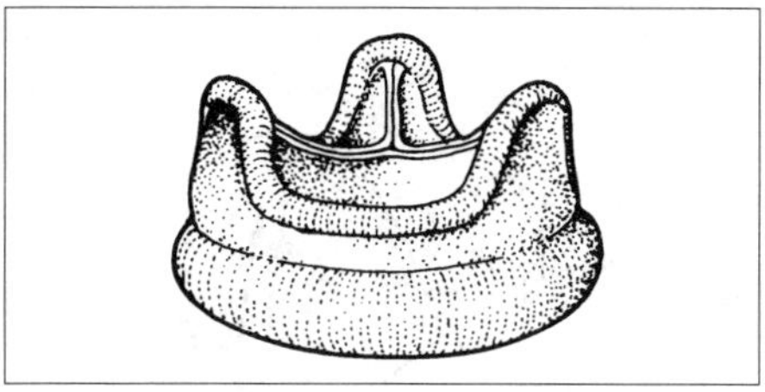

Figure 21 - Bioprothèse type Carpentier Edwards
Sur une armature métallique, on a monté une valve biologique qui conserve l'aspect, la structure et les propriétés mécaniques d'une valve native, mais à qui l'on a fait perdre par différents traitements ses propriétés antigéniques.

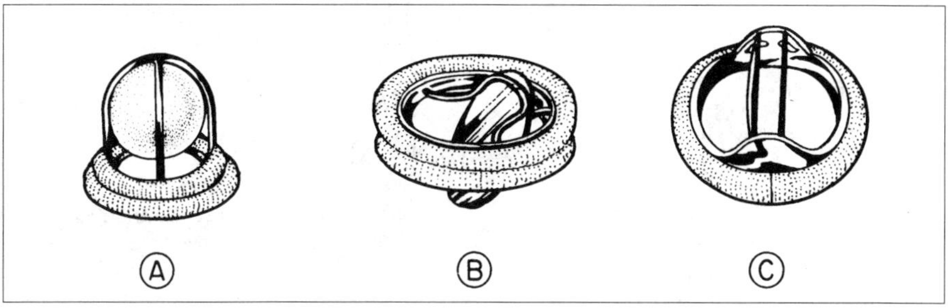

Figure 22 - Prothèses mécaniques
On distingue des prothèses à bille dont le modèle le plus employé est la valve de Starr (A), des prothèses à disque basculant comme la valve de Björk (B), ou des prothèses à ailettes avec charnière centrale comme la valve de Saint-Jude (C). Des matériaux divers sont utilisés : plastique, métal, dacron, fibres de carbone, etc.

Chirurgie coronaire

Le but de la chirurgie coronaire est d'amener du sang au-delà d'un rétrécissement serré *(voir figure 23)*. Ceci peut être réalisé en prenant un greffon veineux (habituellement la veine saphène prélevée à la cuisse en début d'intervention, mais on peut utiliser d'autres greffons, voire plus rarement des prothèses vasculaires) avec lequel on fait un pontage par anastomose terminolatérale sur l'aorte ascendante d'une part et anastomose terminolatérale en aval de la sténose d'autre part.

On peut également faire un pontage « mammaire » par anastomose terminolatérale en aval de la sténose de l'artère mammaire interne (branche de la sous-clavière et qui descend devant le cœur en arrière du gril costal).

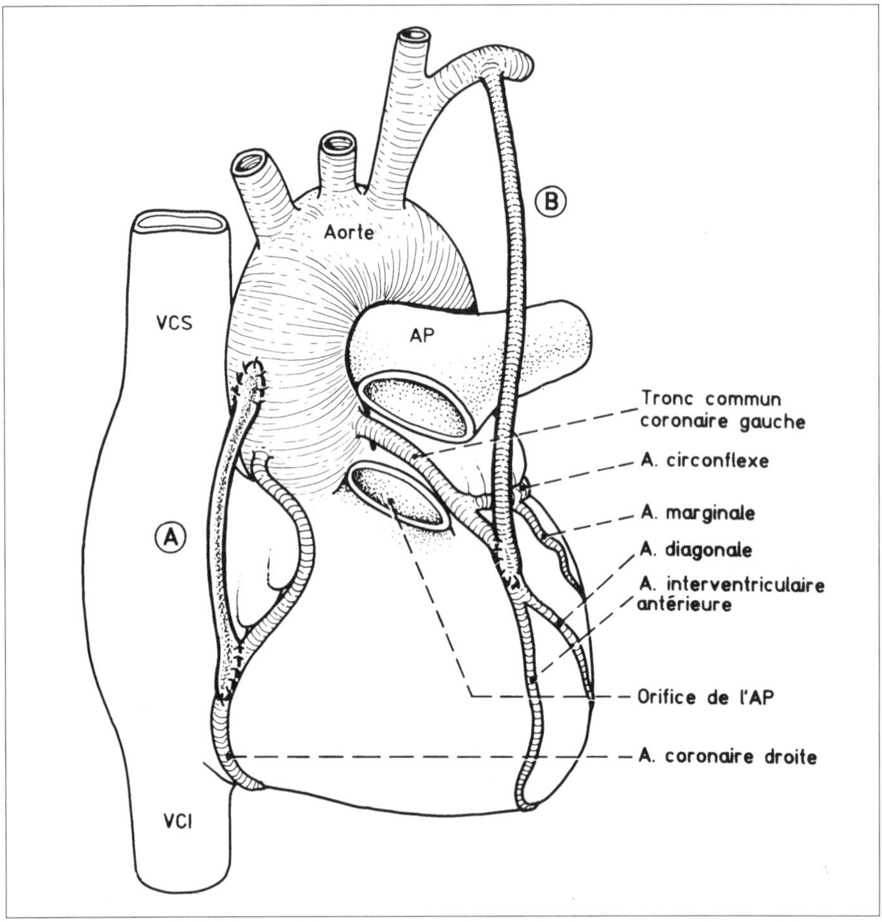

Figure 23 - Pontage aortocoronaire
Pontage aortocoronaire par greffon veineux sur l'artère coronaire droite (A) et par l'artère mammaire interne sur l'interventriculaire antérieure (B).

Autres champs d'application

Chirurgie dans les cardiopathies congénitales

Dans certaines cardiopathies congénitales sévères, on peut être contraint (parfois transitoirement) à se limiter à une chirurgie palliative. Mais très souvent, une correction pratiquement complète des malformations cardiovasculaires est réalisable en s'aidant si besoin de patchs (pièces en matériel synthétique cousues pour fermer une communication anormale ou élargir une zone de rétrécissement), de tubes prothétiques, de prothèses valvulaires, etc. La tendance actuelle est à l'intervention précoce.

Chirurgie des troubles du rythme

Certains troubles du rythme peuvent être traités par la chirurgie, notamment :

- en cas de voie accessoire de conduction, que l'on peut sectionner au bistouri, au laser ou par cryochirurgie ;
- en cas d'anévrysme ventriculaire, que l'on peut réséquer ou isoler ;
- dans certaines tachycardies ventriculaires récidivantes.

La greffe cardiaque

La greffe cardiaque est une intervention sans difficulté technique majeure. Le problème du rejet est de mieux en mieux résolu. La greffe cardiaque se heurte cependant à deux inconvénients :

- surtout la pénurie de donneurs ;
- mais aussi le caractère souvent pénible des suites : de multiples examens de surveillance sont nécessaires (notamment cathétérismes itératifs pour biopsies cardiaques afin de dépister le rejet et le traiter à temps), des complications sont fréquentes (infections notamment), un traitement au long cours par ciclosporine et corticoïdes est indispensable.

Suites opératoires

Les premières heures qui suivent l'intervention de chirurgie cardiaque sont souvent pénibles pour le patient hérissé de tuyaux (intubation trachéale, drains pleuraux, péricardiques et médiastinaux, électrodes épicardiques, abords vasculaires multiples).

Les complications possibles sont multiples mais heureusement rares. Citons notamment :

- hémorragie ;
- nécrose myocardique ;
- insuffisance cardiaque ;
- troubles du rythme et de la conduction ;
- embolie artérielle ;
- insuffisance rénale aiguë ;
- ulcère gastroduodénal de stress ;

- atélectasie, paralysie diaphragmatique ;
- infection pulmonaire, voire médiastinale (médiastinite, très grave), ou septicémie.

Secondairement, la surveillance portera sur :
- les signes de pancarte : pouls, tension artérielle, température, diurèse les premiers jours ;
- l'examen cardiorespiratoire ;
- les ECG répétés ;
- les radiographies du thorax.

L'échographie cardiaque est systématique au décours de l'intervention : elle contrôle le résultat de l'intervention et recherche une complication, péricardite notamment.

Les complications infectieuses sont d'autant moins à craindre que l'on s'éloigne davantage de l'intervention. Mais il y a un risque de péricardite inflammatoire (syndrome post-péricardotomie), parfois associée à une pleurésie, qui peut survenir de façon retardée (jusqu'à plusieurs mois après l'intervention), dont l'évolution est habituellement simple sous traitement anti-inflammatoire non stéroïdien.

Une kinésithérapie respiratoire est toujours utile et souvent indispensable.

CHIRURGIE ARTÉRIELLE

Une sténose athéromateuse peut être traitée par :
- endartériectomie : ablation chirurgicale de la plaque athéromateuse ;
- pontage : le pontage courcircuite la zone rétrécie et peut être fait avec un greffon veineux ou une prothèse (goretex, dacron, etc.).

Un anévrysme de petite taille peut être réséqué ; la continuité est ensuite rétablie soit par anastomose directe soit par interposition d'une prothèse ou d'un patch. Les anévrysmes de grande taille, aortiques notamment, font habituellement l'objet d'une « mise à plat-greffe » : l'anévrysme est laissé en place, ouvert et vidé de ses caillots ; puis c'est à l'intérieur même de l'anévrysme que l'on dispose une prothèse pour rétablir la continuité artérielle.

ALTERNATIVES À LA CHIRURGIE CARDIOVASCULAIRE

Des techniques utilisant le cathétérisme peuvent remplacer la chirurgie, ce qui évite l'anesthésie générale et la CEC, donne lieu à des suites souvent moins pénibles et raccourcit l'hospitalisation. Leur efficacité à long terme n'est toutefois pas parfaitement connue.

Angioplastie endoluminale par cathétérisme

L'angioplastie endoluminale tente de rétablir un calibre artériel suffisant par des manœuvres intravasculaires. On peut traiter ainsi les sténoses coronaires mais aussi celles des artères rénales, iliaques ou des membres.

La méthode la plus utilisée en pathologie coronaire est la dilatation par ballonnet. Un guide métallique souple est introduit par voie artérielle jusqu'au-delà de la sténose. Sur ce guide, on pousse une sonde dont on place le ballonnet en regard de la zone rétrécie. Le ballon est ensuite gonflé sous une forte pression (plusieurs atmosphères) et écrase les parois de l'artère. Un succès primaire (bon résultat apparent sur l'angiographie de contrôle immédiatement après la dilatation) est obtenu près de 9 fois sur 10. Mais au cours des six mois qui suivent la procédure, la sténose récidive (« resténose ») 1 fois sur 3. On peut alors dilater à nouveau avec les mêmes chances de succès.

À la place du ballonnet, on peut utiliser :

- l'athérotomie rotative (type Rotablator), une sorte de fraise, qui fore la sténose en tournant sur elle-même et en suivant le guide métallique ;
- le laser, avec un cathéter à fibre optique.

Un bon choix entre ces différentes techniques favorise le succès primaire mais ne modifie pas le risque de resténose.

Dans certains cas, on peut être amené à placer un stent (dispositif intracoronaire en forme de ressort destiné à maintenir mécaniquement l'artère ouverte). Un traitement antiagrégant (TICLID notamment), voire anticoagulant est alors nécessaire pendant plusieurs semaines.

Valvuloplastie endoluminale par cathétérisme

La technique de plastie endoluminale par ballonnet peut être utilisée avec succès dans certaines sténoses valvulaires.

Les résultats semblent bons dans le rétrécissement mitral (ce qui nécessite un cathétérisme transseptal) malgré un certain manque de recul, mais nettement moins favorables dans le rétrécissement aortique (taux élevé de resténoses).

Fulguration

En délivrant par un cathéter intracardiaque une décharge électrique de haute énergie, on peut détruire une zone myocardique localisée (fulguration) ou du courant radiofréquence (de plus en plus utilisé car moins agressif).

En positionnant de façon adaptée les électrodes du cathéter, on peut ainsi traiter certains troubles du rythme par destruction d'une voie accessoire ou du point de départ d'une tachycardie. Cette technique est efficace et sûre dans les pré-excitations, mais reste limitée à l'échec des autres méthodes dans les tachycardies ventriculaires. Elle est un traitement radical possible du flutter auriculaire.

STIMULATION CARDIAQUE

Les stimulateurs cardiaques (ou pacemakers) sont des appareils électroniques de plus en plus sophistiqués. Leur rôle essentiel est de maintenir un rythme cardiaque suffisant. Certains d'entre eux peuvent en outre arrêter des accès de tachycardie.

Les stimulateurs peuvent avoir soit une seule sonde placée dans l'oreillette ou le ventricule droit (pacemaker simple chambre), soit deux sondes l'une dans l'oreillette et l'autre dans le ventricule droit (pacemaker double chambre).

Le boîtier a la taille d'une petite boîte d'allumettes. On le place habituellement sous le muscle grand pectoral. Les sondes sont poussées par voie veineuse jusque dans les cavités cardiaques droites où elles sont fixées.

Les stimulateurs cardiaques sont désignés, selon leur mode de fonctionnement, par une suite de trois ou quatre lettres :
- la première lettre désigne la cavité ou le pacemaker stimule : ventriculaire (V), auriculaire (A), ou les deux (D) ;
- la deuxième lettre désigne la cavité où le pacemaker détecte l'activité électrique du cœur (même code que précédemment) ;

- la troisième lettre rend compte de la réponse que le stimulateur donne à la détection : il peut être inhibé (I) ou déclenché (T, pour l'anglais *triggered*), ou les deux (D) ;
- la quatrième lettre est facultative : on ajoute la lettre R lorsque le rythme du pacemaker est modulable automatiquement (par exemple en fonction de la température, de l'intervalle QT ou du rythme respiratoire).

Ainsi le pacemaker le plus habituel est VVI : c'est un pacemaker monochambre relié à une sonde placée dans le ventricule droit. L'appareil repère un complexe ventriculaire puis compte un certain intervalle de temps (que l'on peut régler de l'extérieur). Si pendant ce temps un autre complexe ventriculaire est détecté, le pacemaker est inhibé et le compte est repris à zéro. Si aucun complexe n'est détecté, le pacemaker se décharge et déclenche l'activation ventriculaire.

Un pacemaker VDD est déclenché par la détection auriculaire mais inhibé par la détection ventriculaire.

Un pacemaker DDD est le plus proche des conditions physiologiques :
- la stimulation ventriculaire est déclenchée par la détection auriculaire ;
- les stimulations auriculaire et ventriculaire sont inhibées par la détection ventriculaire ;
- en l'absence de détection auriculaire, après un certain délai l'appareil délivre une stimulation auriculaire qui sera suivie si besoin d'une stimulation ventriculaire.

Après mise en place du stimulateur cardiaque, la surveillance comporte des contrôles réguliers (environ 4 fois par an) de l'état des piles (durée approximative des piles actuelles : sept ans), des réglages du pacemaker, des fonctions de détection et de stimulation.

DÉFIBRILLATEUR IMPLANTABLE

Le défibrillateur implantable délivre un choc électrique automatiquement lorsqu'il détecte une arythmie ventriculaire. Il est indiqué dans certains troubles du rythme sévères (fibrillations ventriculaires surtout) résistant aux anti-arythmiques. C'est un appareil volumineux qui se place dans l'abdomen. Il est malheureusement très coûteux. Certains problèmes techniques sont encore imparfaitement résolus.

CHAPITRE 9

Approche psychologique du malade cardiaque

LE MALADE CARDIAQUE FACE À L'ANXIÉTÉ

Le fait de se savoir atteint d'une maladie cardiaque fait peur : on sait (ou on croit) que la vie peut être en jeu, que l'on risque de mourir subitement. L'entrée dans la maladie cardiaque est souvent brutale et laisse volontiers désemparé. Le cardiaque est souvent contraint de modifier son activité et son mode de vie.

Face à cette anxiété du cardiaque, la réponse consiste à :
- expliquer la maladie, les examens et les traitements possibles ou envisagés (on trouvera dans les pages précédentes les éléments nécessaires) ;
- parler de l'avenir. Et au fil de la conversation, certaines questions vont être abordées qui sont répertoriées ci-après.

Il faut toutefois éviter de rassurer à tort l'entourage et tenir compte du caractère souvent imprévisible de l'évolution des maladies cardiaques (risque de mort subite notamment).

LA RÉADAPTATION CARDIAQUE À L'EFFORT

Tant chez le cardiaque que chez le sujet à cœur sain, l'entraînement physique en endurance améliore les performances cardiaques et notamment :
- la fréquence cardiaque et la tension artérielle s'élèvent moins à niveau d'effort égal ;
- l'utilisation de l'oxygène par les muscles s'améliore.

Après l'infarctus, la réadaptation permet au cardiaque de reprendre confiance en ses moyens et d'évaluer sa capacité d'effort.

Les moyens de cette réadaptation varient en fonction de l'individu et des possibilités locales (rééducation à domicile ou en centre de réadaptation, avec ou sans hospitalisation). Le réentraînement débute par le lever précoce après l'infarctus, puis reprise de la marche, ensuite montée d'escaliers et séances de gymnastique. Après évaluation des capacités du sujet par une épreuve d'effort, on peut adjoindre à ces exercices course à pied, bicyclette, voire natation.

ÉLÉMENTS DE RÉPONSES À QUELQUES QUESTIONS DU MALADE CARDIAQUE ET DE SON ENTOURAGE

Alcool

Il n'est bien sûr pas question de pousser les cardiaques à l'intempérance, mais la consommation modérée de boissons alcoolisées n'est habituellement pas contre-indiquée en cas de maladie cardiaque. Certaines études laissent même penser qu'un verre de vin midi et soir pourrait diminuer le risque athéromateux.

Altitude

L'air contient de moins en moins d'oxygène à mesure que l'on monte en altitude. Il y a donc un risque théorique en cas d'insuffisance cardiaque ou d'insuffisance coronaire à se rendre en montagne. Classiquement, on conseille aux insuffisants cardiaques imparfaitement compensés et aux coronariens dont l'angor est invalidant ou mal stabilisé de ne pas monter au-delà d'une altitude de 1 000 mètres. En fait, il paraît surtout important d'éviter les efforts à ce niveau.

Auto

La conduite automobile pose deux problèmes :

- la fatigue qu'elle entraîne empêche les longs trajets au volant en cas d'insuffisance cardiaque classe III ou IV ou d'angor invalidant ;
- la conduite automobile est contre-indiquée lorsque le risque de malaise, syncope ou mort subite est élevé, afin de préserver la sécurité du patient et celle des autres usagers de la route.

Avion

Il n'y a pratiquement jamais lieu de contre-indiquer les voyages en avion à un cardiaque. Ceci est tellement vrai que les rapatriements sanitaires se font pratiquement toujours en avion. Les porteurs de stimulateurs cardiaques doivent toutefois se méfier des systèmes magnétiques de détection et de contrôle de sécurité qui risquent de dérégler leur pacemaker.

Baignade

La baignade en mer ou en piscine peut être autorisée lorsque le risque de malaise est faible, l'insuffisance cardiaque absente ou modérée, l'angor – s'il existe – stable et non invalidant. On évitera toutefois les eaux trop froides et l'entrée brutale dans l'eau chez le coronarien : le froid peut déclencher une crise d'angor.

Café

Le café et le thé sont des excitants qui accélèrent le rythme cardiaque et favorisent les palpitations. Leur consommation mérite d'être limitée chez le coronarien ou en cas de troubles du rythme. On peut éventuellement les remplacer par du café décaféiné ou des infusions.

Cent pour cent

De nombreuses maladies cardiaques donnent lieu à exonération du ticket modérateur. Voici, en ce qui concerne la pathologie cardiovasculaire, les textes décrivant les conditions ouvrant droit à cette exonération :

- accident vasculaire cérébral invalidant ;
- artériopathie chronique et évolutive (y compris coronaire) avec manifestations cliniques ischémiques ;
- cardiopathie congénitale mal tolérée, insuffisance cardiaque grave et valvulopathie grave ;
- diabète ne pouvant pas être équilibré par le régime seul ;
- hypertension artérielle sévère ;
- infarctus du myocarde datant de moins de six mois ;
- insuffisance respiratoire chronique grave ;
- suites de transplantation d'organe.

Effort

L'activité physique doit être adaptée aux capacités du patient. Une activité physique minimale doit être conservée. La marche est excellente tant dans l'artérite des membres inférieurs que dans l'insuffisance veineuse ou dans la maladie coronaire.

Les efforts brefs et intenses, le port de charges lourdes sont à déconseiller chez les cardiaques, notamment dans le rétrécissement aortique et les cardiopathies ischémiques.

Après un infarctus du myocarde, le patient reprend progressivement une activité physique et prend conscience de ses limites nouvelles. Sauf complication, la reprise d'une activité physique normale est habituellement possible dans les deux ou trois mois.

Profession

La profession exercée est un élément très important. Une reconversion voire un arrêt d'activité sont parfois inévitables, plus particulièrement :

- lorsque le risque de malaise est élevé : dans les professions avec fonctions de surveillance à haute responsabilité, travaux en échafaudage, conduite d'engins, etc. ;
- lorsque la capacité d'effort est amoindrie par une insufffisance cardiaque et/ou coronarienne : dans les professions imposant une activité physique lourde (travaux de chantier par exemple).

Sexe

Deux problèmes se posent :

- y a-t-il un risque à avoir des rapports sexuels ? Il s'agit d'un effort finalement modéré dont le risque est acceptable en dehors de l'angor instable ou invalidant et de l'insuffisance cardiaque décompensée, ce qui est la situation de la plupart des patients non hospitalisés ;
- fréquemment, après un infarctus, les hommes ont des difficultés sexuelles, parfois dues aux médicaments administrés, mais surtout liées au traumatisme psychologique de l'entrée dans la maladie et à la peur de faire une « crise cardiaque » pendant les rapports. Il faut aborder cette question rapidement voire prendre les devants car dans le domaine de l'impuissance, l'échec, par l'angoisse qu'il provoque, est générateur d'échecs ultérieurs. Il importe donc de rassurer le patient sur l'absence de risque ainsi que sur le caractère habituel et réversible des difficultés qu'il rencontre.

Sport

Chaque fois que la fonction myocardique est suffisante, une activité sportive mérite d'être conseillée.

Les sports bons pour le cœur sont les sports en endurance : vélo, natation, ski de fond, course à pied, marche, etc. Par contre, les sports en résistance sont *a priori* déconseillés chez le cardiaque. Ils peuvent toutefois être repris dans certains cas, toujours en association avec un entraînement en endurance. Ce sont par exemple : tennis, judo, haltérophilie, et la plupart des sports de balle.

La compétition doit être évitée car elle risque d'inciter le cardiaque à dépasser ses capacités.

Stimulateur (pacemaker)

Certaines interférences peuvent dérégler ou inhiber un stimulateur cardiaque. Ce risque est parfois important dans les environnements professionnels soumis à des champs magnétiques ou électriques de haute tension, ce qui peut obliger à un reclassement professionnel.

Mais le danger vient avant tout de certains gestes médicaux qui, lorsqu'ils ne peuvent être évités, imposent de grandes précautions. Il s'agit de l'utilisation du bistouri électrique, de l'imagerie par résonance magnétique nucléaire, de la radiothérapie, des chocs de défibrillation, de l'ablation par radiofréquence, et, à un moindre degré, de la lithotritie, ainsi que de l'électrothérapie en kinésithérapie.

Dans la vie de tous les jours, les précautions suivantes sont justifiées :

- éviter d'appuyer sur l'épaule du côté de l'implantation les outils de bricolage dont le moteur électrique est en marche ;
- ne pas approcher à moins d'un mètre d'un appareil de soudure à l'arc en fonctionnement ;
- ne placer les radiotéléphones sans fil que du côté opposé à celui du stimulateur ;
- proscrire l'utilisation de plaques à induction ;
- surtout, ne franchir les détecteurs de vol (de plus en plus souvent installés à la sortie des magasins et qui peuvent inhiber le pacemaker) que si c'est inévitable, et sans stationner dans le champ de l'émetteur.

Cependant *au quotidien, le risque d'interférences gênantes est fort heureusement tout à fait minime*. Il n'y a en particulier aucun risque avec les appareils électriques ménagers (sauf plaques à induction), micro-ondes inclus, les alarmes domestiques, les cartes bancaires, le matériel audio, vidéo ou informatique, les détecteurs d'armes ou de métaux (aéroports notamment), ou les radars vélocimétriques.

Tabac

L'arrêt du tabac doit être fermement recommandé à tout un chacun, particulièrement aux cardiaques. L'arrêt brutal et complet de l'intoxication semble la solution la plus efficace et la plus définitive.

Thé

Voir café.

Vaccins

Aucune vaccination n'est contre-indiquée chez le cardiaque. Au contraire, la vaccination antigrippale doit être recommandée en cas d'insuffisance cardiaque.

LISTE DES FIGURES

INDEX

Compogravure : Axel Micro, Paris

Achevé d'imprimer le 20 mai 1997
sur les presses de l'imprimerie SAGIM/MAISONNEUVE
57160 Moulins-lès-Metz

Dépôt légal : mai 1997
N° d'imprimeur : 97 05 0009